Dr. Leopold und Ingrid Leeb • Dinner Cancelling

Dr. Leopold und Ingrid Leeb

Dinner Cancelling

Schlank im Schlaf

ENNSTHALER VERLAG, A – 4400 STEYR

www.ennsthaler.at

ISBN 3-85068-635-3

Dr. Leopold und Ingrid Leeb • Dinner Cancelling

Ennsthaler Gesellschaft m.b.H. & Co KG, 4400 Steyr, Österreich
Satz: Ennsthaler Verlag
Umschlaggestaltung: Ennsthaler Verlag
Titelfoto: Mario Werndl

Inhaltsverzeichnis

Widmung

Wir widmen dieses Buch allen Menschen, die Dinner Cancelling als Lebensphilosophie annehmen und dadurch Gesundheit, Freude, Glücksgefühl und Zufriedenheit erfahren.

Im Namen der gesamten Dinner-Cancelling-Bewegung möchten wir uns auch sehr herzlich bei Herrn Univ. Prof. DDr. Johannes Huber bedanken, der mit der Veröffentlichung des Buches „Länger leben, später altern" einen unschätzbaren Beitrag zur Volksgesundheit geleistet hat.

Hinweis:

Auf das Abendessen zu verzichten, ist völlig gefahrlos und ohne jede Nebenwirkung.
Vorsichtshalber möchten wir aber Diabetikern und Personen, die unter Dauermedikation stehen, raten, mit ihrem Arzt die ideale Vorgangsweise bezüglich der für sie richtigen Zeitspanne der Nahrungsabstinenz zu besprechen.

Was uns Sprichwörter sagen wollen:

Frühstücken wie ein Kaiser, mittagessen wie ein König,
abendessen wie ein Bettelmann.

Das Abendessen überlasse deinen Feinden.
(aus China, 3000 Jahre alt)

Mit vollem Magen schläft´s sich schlecht.

Persönliches:

Dr. med. Leopold Leeb, geboren 1950 im Sternzeichen Wassermann, Ausbildung zum praktischen Arzt, Studienaufenthalte in verschiedenen Naturheilzentren in Mexiko und Kalifornien, Homöopathieausbildung bei Prof. Dorcsi, 1981 Eröffnung einer biologisch orientierten Praxis in Baden bei Wien mit den Schwerpunkten Homöopathie, Irisdiagnose, orthomolekulare Ernährungsberatung, Blütenessenzen nach verschiedenen Systemen, psychologische Beratung.

Ingrid Leeb, geboren 1951 im Sternzeichen Krebs, Volksschullehrerin, Mutter von 5 Kindern, Mitarbeiterin in der homöopathischen Praxis ihres Mannes, Bachblütenberaterin, Ausbildung in psychologischer Astrologie, Meditations- und Selbsterfahrungsgruppen, Begründerin der Ernährungsberatungs- und Abnehmgruppe „Dinner Cancelling Group".

Mein Weg zum Dinner-Cancelling-Konzept

10 Jahre lang hatte ich, Ingrid Leeb, Probleme mit dem Übergewicht. Ich nahm bei jeder Geburt einige Kilos zu und der ständige Jo-Jo-Effekt war sehr frustrierend.

So konnte ich mein Gewicht mit der Trennkost in 3 Monaten um 10 kg reduzieren. Als ich aber ein einziges Mal „normal" aß, schaffte ich es ab diesem Tag nicht mehr, die Richtlinien dieser Ernährungsweise beizubehalten (wie der Raucher, der nach Zeiten der Abstinenz eine einzige Zigarette raucht), und nahm in den darauf folgenden Wochen und Monaten wieder 12 kg zu. Bei der Hollywood-Diät erlebte ich Ähnliches und die verschiedensten „Schlankheitspulver" brachten auch nicht den gewünschten Erfolg.

Ich möchte in diesem Zusammenhang darauf hinweisen, dass es sich bei diesen Aussagen um persönliche Erfahrungen handelt und ich keinerlei Wertung vornehmen will. Außerdem sei auch betont, dass Dinner Cancelling (dinner = das Abendessen, to cancel = streichen) mit **allen** Diät- und Ernährungsformen kombiniert werden kann.

Schließlich war mir vollkommen klar, dass nur eine Lebensphilosophie – etwas, wo ich geistig dahinter stehen kann – eine Methode, wo kein Druck und Zwang (kein dauerndes Kalorienzählen oder Überlegen, was ich wie kombiniert essen darf) ausgeübt wird, eine Lösung des Gewichtsproblems herbeiführen kann.

Und siehe da: Wie immer in meinem bisherigen Leben wurde mir die Antwort auf meine Frage in Form einer so genannten Synchronizität (zwei gleichzeitig auftretende Ereignisse zu einem Thema) vom Schicksal präsentiert.

Ereignis 1: Eine einst übergewichtige Patientin betrat in den Novembertagen des Jahres 1997 unsere Praxis und ich erkannte sie erst auf den zweiten Blick. Sie hatte 30 kg in 9 Monaten abgenommen und stand nun so strahlend und hübsch vor mir, dass ich nur staunen und ihr zu dieser wunderbaren Verwandlung gratulieren konnte. Auf meine neugierigen Fragen erklärte sie mir, dass sie nach vielem Suchen und Studieren verschiedenster Diäten und Schlankheitsmethoden ganz klar zur Überzeugung gekommen war:
Die beste Methode ist die 15-Uhr-Diät. Man darf alles essen (ohne Kalorienzählen und Überlegen, was wie kombiniert werden darf), aber nur bis 15 Uhr.

Sofort spürte ich ein behagliches Gefühl bei den Ausführungen dieser Dame. Es war für mich so einfach, so natürlich, was sie schilderte. Plötzlich war mir klar: Das Ende meines zehnjährigen Suchens war gekommen, die Lösung des Gewichtsproblems!

Ereignis 2: Zwei weitere Tage fiel mir „zufällig“ ein sehr lesenswertes Buch in die Hände: **„Länger leben, später altern“** von **Prof. Johannes Huber und Alfred Worm** *(Verlag Maudrich).* Schon beim Durchblättern konnte ich meinen Augen kaum trauen. Das Kapitel 9, „**'Dinner-Cancelling-Konzept'** – Wie der Körper auf eine wahrhaft geniale Strategie reagiert“, erläutert die oben erwähnte Thematik wissenschaftlich und medizinisch bewiesen.

Der allererste Schritt

Trennen Sie sich geistig vom Übergewicht!

Stellen Sie sich eine große Glasschüssel in der Mitte eines Raumes vor. In diesem Behälter befindet sich eine farbige Zauberflüssigkeit, die imstande ist, all das, was nicht zu Ihnen gehört (Übergewicht, Ängste, Sorgen, Belastungen, Gedanken an Krankheit usw.) umzuwandeln. Werfen Sie also das Übergewicht in die große Schüssel und stellen Sie sich weiters vor, dass Blumen (Rosen, Sonnenblumen – der Fantasie sind keine Grenzen gesetzt) herauswachsen.

So tragen Sie durch diesen geistigen Vorgang zur Verschönerung der Welt bei, zur Umwandlung von allem Negativen ins Positive.

Stellen Sie sich schlank und gesund vor!

Da der Geist die Materie beherrscht, haben Sie also Ihrem Körper das Programm „schlank und gesund" vorgegeben und der Körper muss nun das eingegebene Bild realisieren.

Dinner Cancelling – ein geistiger Prozess

Fast jeder von uns kennt die Situationen, in denen wir planlos, ziellos, ohne viele Überlegungen anzustellen, die Kühlschranktür öffnen, irgendetwas Essbares entnehmen und in uns hineinstopfen. Immer mehr Menschen essen viel zu viel, zu unüberlegt und wundern sich dann über Krankheiten, die die Lebensqualität sehr beeinträchtigen. Viele wissen auch nicht, dass in der Evolution Fastenzeiten immer schon zum Leben der Menschen gehörten und nicht ein bloßes Leben im Überfluss. Die Menschen hatten auch noch nie zuvor so viel Nahrung zur Verfügung wie heute und wiesen noch nie einen so hohen Cholesterinspiegel auf wie in der Gegenwart. Das derzeit immer wieder auftretende Problem, dass sich die Blutgefäße wegen der zu sich genommenen großen Fettmengen verengen, war unseren Vorfahren völlig unbekannt, da das Fasten für diese Menschen eher Teil des Lebens war als das üppige Essen. Auch wird in allen Religionen vom Wert des Fastens gesprochen und dieses den Menschen empfohlen.

Kurier, 31.7. 1998: *Medizin für eine halbe Million Dicke – Sozialmediziner fordert bessere ärztliche Betreuung von Übergewichtigen. Erwartungen in neues Medikament. Schlankheitspillen, die – unter strenger ärztlicher Aufsicht und in Kombination mit Diät – Fettleibigen innerhalb relativ kurzer Zeit zu einem Gewichtsverlust von etwa zehn Prozent verhelfen können. Eines dieser Präparate – die Substanz Orlistat – hemmt nämlich die Fettaufnahme im Darm. Und was nicht in den Körper kommt, wird auf dem schnellsten Weg wieder ausgeschieden. Fettreiche Nahrung in Kombination mit Orlistat führt zu unangenehmen Durchfällen. Es soll also auch ein gewisser pädagogischer Effekt erzielt werden. Denn wer Orlistat einnimmt, muss sich fettarm ernähren.*

Daraus abzulesen ist – ein Großteil der Menschen in unserem Land kämpft gegen überzählige Kilos.
Die Lösung dieses Problems liegt aber sicher nicht in der alleinigen Betrachtung der rein körperlichen Ebene, wie man aufgrund des Zeitungsartikels meinen könnte. Übergewicht ist ein Symptom, das Beachtung verdient, da es ein Wegweiser zurück zu unserer Ganzheit sein will.

Meist geht es um den Mangel an Gewicht auf anderer Ebene. Da in der Außenwelt oft das Gewicht fehlt, muss die körperliche Ebene in

Form des Übergewichts ein Ersatzschauplatz für ein seelisches Problem sein!

Fehlt vielleicht die Gewichtigkeit in einer Beziehung oder im beruflichen Bereich? Fehlt die Anerkennung der eigenen Leistung, das eigene Gewicht im sozialen Leben? Oder fehlt das geistig-seelische Gleichgewicht?

Die Lösung des Gewichtsproblems ist daher sicher nicht ein Eliminieren der überschüssigen Kilos mit Schlankheitspillen oder gar chirurgischen Eingriffen. Es geht darum, das Symptom Übergewicht als Wegweiser zu einer tieferen Schicht zu erkennen, denn nur dort kann es zu einer endgültigen Bereinigung dieses Themas kommen. Ansonsten erfolgt immer nur eine Verschiebung auf eine andere Ebene.

Demnach geht es darum, dass man in der Tiefe seiner Existenz die wesentlichen Botschaften erkennt. Hier muss jeder den zugrunde liegenden Lebensmustern auf die Spur kommen. Wenn wir die Symptome als Bilder betrachten und nach ihrer Bedeutung forschen, finden wir immer einen Zusammenhang mit dem Leben des betroffenen Menschen. Dadurch wird ein unerlöster Bereich des Menschen aufgedeckt. Das aus dem Bewusstsein Verdrängte wird auf der Ebene des Körpers sichtbar. Wir müssen uns demnach bemühen, die Botschaft zu entziffern.

C. G. Jung hat schon das Thema Schattenbereich in die Psychologie eingeführt und – wie auch schon Freud – erkannt, dass in der Persönlichkeit nichts verloren geht, sondern alles in eine tiefere Ebene, in die Unbewusstheit, verdrängt wird. Alle Symptome, so auch das Übergewicht, sind äußere Zeichen, die enträtselt werden wollen. Das Ignorieren dieser Botschaft – in unserem Falle das Eliminieren der überschüssigen Kilos mit Fettpillen oder chirurgischen Eingriffen – erscheint logischerweise nicht sinnvoll.

Wie können wir nun die Sprache der Symptome verstehen lernen?

Auf diesem Wege kann auch die psychologische Astrologie eine wertvolle Hilfe sein. Den meisten Menschen ist das Wissen um die kosmischen Gesetze verloren gegangen und es erscheinen oft nur jene Dinge real, die wir mit unseren eigenen Augen sehen oder statistisch erfassen können. Für eine symbolhafte Deutung der Wirklichkeit bleibt im realistischen Weltbild der heutigen Zeit kein Platz. Der Mensch ist jedoch Teil der kosmischen Ordnung. Es ist zwar möglich, alle symbolhaften Inhalte zu verdrängen, in unserem Unterbewusstsein sind aber alle archetypischen Bilder und Muster gespeichert und wollen als Botschaft zum Heilwerden erkannt werden.

Astrologie als Instrument zur Selbsterkenntnis

Die Astrologie ist ein Weg, jene Anlagen im Menschen zu erkennen, die es zu verwirklichen gilt. In Bezug auf das Thema Übergewicht wäre z. B. eine **Jupiter-Mond-Konstellation** ein beachtenswerter Aspekt.

Betrachten wir die Planeten als energetische Urprinzipien, als dynamische Wesenskräfte, die beachtet und ins Leben integriert werden wollen, so müssen wir uns auch mit den verschiedensten Erlösungsformen im Außen vertraut machen. Eine in dieser Hinsicht aufgeschlossene Persönlichkeit wird sich deshalb bewusst mit den Prinzipien Jupiter und Mond auseinander setzen und eine positive, aktive Erlösung dieser Schattenbereiche anstreben, um nicht „Opfer“ des Schicksals zu werden und um sich nicht negativ, passiv mit den zu beachtenden Prinzipien konfrontieren zu müssen.

Schütze-Jupiter-Haus-9-Prinzip:

Im positiven Sinn Prinzip der Expansion, Weiterentwicklung, Vermehrung, über die Grenzen hinaus, Vergrößerung, des Strebens nach geistiger Weiterentwicklung, Erweiterung des Horizonts über das Schulwissen hinaus, Beschäftigung mit religiösen, philosophischen Fragen.

In der unerlösten, gehemmten Form wirkt sich dieses Prinzip dahingehend aus, dass man keinen Sinn im Leben findet, leichtsinnig, bequem, verschwenderisch ist oder übersteigerte Ansprüche hat. Auf der körperlichen Ebene kann sich dieses „Über die Grenzen hinaus"-Thema in Körperfülle und Genusssucht äußern. Auch kann es zu Leberleiden jeder Art kommen, zu Übergewicht oder Fettsucht, da das Prinzip Schütze-Jupiter Beziehung zu Leber und Fettstoffwechsel hat und das Nichterlösen im Geistigen sich auf diesen körperlichen Ebenen manifestieren kann.

Krebs-Mond (Symbol für Seele, Psyche)-Haus-4-Prinzip:

Dieses hat Beziehung zu allem, was uns nährt: zur Nahrung, aber auch zum Hunger nach Wärme und Zuwendung. Diese Konstellation fordert eine Auseinandersetzung mit der eigenen seelischen Identität und der wahren inneren Natur.

In der unerlösten Form fühlt man sich seelisch ungeborgen, spürt ein Defizit an Zärtlichkeit und Zuwendung und kompensiert dies, indem man viel isst oder nascht. Die Lösung wäre in diesem Fall das Entdecken der eigenen seelischen Identität; das bedeutet, Geborgenheit in sich selbst zu finden.

Die Verbindung beider Prinzipien in erlöster Form könnte bedeuten, dass man sich um eine **sinnvolle Ernährungsform** bemüht, dass man **idealistische, soziale, religiöse Gefühle** entwickelt und einen **Sinn im Leben** findet.

Wie denken Sie wirklich über Idealgewicht und vollständige Gesundheit?

Die meisten Handlungen und Prozesse im Körper geschehen automatisch, ohne dass wir uns ihrer bewusst sind. Genauso wie wir nicht darüber nachdenken, wann und wie unser Herz schlägt, steuern tief verwurzelte Glaubenssätze unser Unterbewusstsein.

- Haben Sie schon öfters abnehmen wollen und es nicht geschafft?
  Warum?

- Haben Sie jemals beschlossen, sich gesund zu ernähren, und es dann doch nicht getan?
  Warum?

- Wollten Sie schon mehrmals das Rauchen, Naschen oder den Alkoholkonsum aufgeben und haben dieses Ziel dann doch nicht erreicht?
  Warum?

- Was denken Sie wirklich über Schlankheit und Gesundheit? Notieren Sie alles, was Sie mit schlank und gesund verbinden.
  Was spricht dafür, was dagegen?

Beispiel:

Vorteile des Abnehmens:

- Ich kann mir schöne Kleider kaufen, in denen ich attraktiv aussehe.

- Stiegensteigen, Wandern und sportliche Betätigung fallen mir leicht.

- Ich bekomme Komplimente von anderen und damit steigert sich automatisch mein Selbstwertgefühl.

- Der Blutdruck oder Cholesterinwert normalisiert sich.

- Ich kann endlich den erwünschten Beruf ergreifen, für den ein bestimmtes Höchstgewicht Voraussetzung ist (Flugbegleiter, Model...)

-

-

-

Nachteile des Abnehmens:

- Verzicht auf Essen, Süßigkeiten, Rauchen, Trinken.

- Ich muss Kalorien zählen oder eine Uhrzeit beachten, ab wann ich nichts mehr essen darf, muss Disziplin üben.

- Ich habe keine Ausrede mehr, dass ich wegen des Übergewichts keinen Sport betreiben, nicht wandern, nicht ausgehen kann.

- Übergewicht schützt mich vor seelischen Verletzungen, dieser Panzer würde mir fehlen.

-

-

-

Sie haben sich wahrscheinlich in anderen Situationen auch schon Dinge vorgenommen und sie dann tatsächlich umgesetzt. Warum damals? Was war anders?

Das Nicht-Erreichen Ihres Zieles bedeutet:

Es gibt eine höhere Instanz in Ihnen, etwas, das Ihre guten Vorsätze und Planungen überstimmt. **Es gibt einen Unterschied zwischen dem, was Sie wollen, und dem, was Sie glauben.**

Wie Sie Ihre Einstellung zu Schlankheit und Gesundheit ändern:

Zunächst müssen Sie einmal Ihr Ziel kennen. Notieren Sie ausführlich, wie Sie aussehen, wie Sie sich fühlen, was Sie alles tun möchten, wenn Sie schlank und gesund sind.

- Wie wollen Sie sich sehen?
- Wie sollen andere Sie sehen?
- Wie soll Ihr Tagesablauf aussehen?
- Was wollen Sie tun?
- Was wollen Sie nicht mehr tun?

Ändern Sie Ihre Glaubenssätze und Sie ändern Ihr Leben!

- Sie haben herausgefunden, was Sie bezüglich Schlankheit und Gesundheit glauben.

- Sie hinterfragen nun diese Meinung, dadurch kommen erhebliche Zweifel an den alten Glaubenssätzen auf.

Ersetzen Sie die alten Glaubenssätze durch neue!

Beispiel:

Alter Glaubenssatz:

- Zu einem gemütlichen Abend gehört auch ein gutes Essen.
- Nach einem anstrengenden Arbeitstag habe ich mir ein ausgiebiges Essen als Belohnung verdient.
-
-
-
-

Neuer Glaubenssatz:

- Ich freue mich über die durch Dinner Cancelling gewonnene Freizeit, schätze die gesundheitlichen Vorteile, den wirtschaftlichen Gewinn und bin dankbar dafür, dass ich mein biologisches Gewicht erreiche und auch erhalte.
-
-
-
-

3 wichtige Glaubenssätze auf dem Weg zum Ziel:

1. Es **muss** sich verändern.
2. **Ich** muss es verändern.
3. Ich **kann** es verändern.

(Bodo Schäfer)

Wichtig ist zu erkennen, dass Sie nicht Opfer Ihrer derzeitigen Lebenssituation sind, sondern ganz einfach falsche Glaubenssätze hatten oder haben. Wir tun nämlich alles, um ein unangenehmes Gefühl zu vermeiden und Freude oder Lust zu erleben. Beim Anhäufen von Übergewicht geht es darum, dass wir im Moment Lust, Zufriedenheit oder ein Glücksgefühl durch Essen erleben und Frustration durch Verzicht vermeiden wollen. Dass wir uns langfristig in eine schlimme Lage hineinmanövrieren, wenn wir zu viel und zu unkontrolliert essen, ist dem Gehirn nicht so wichtig. Es will kurzfristig Frustration vermeiden und Freude erleben. Dieses Verhalten ist stärker als das analytische Programm, das Wissen, dass langfristig die Frustration größer ist, wenn wir zu viel Gewicht oder gesundheitliche Probleme haben, als der relativ kleine Schmerz eines momentanen Verzichts.

Außerdem ist es von besonderer Bedeutung, täglich den **Bruchteil der Sekunde** achtsam zu erkennen, in dem wir die Entscheidung treffen, ob wir ein Abendessen verzehren oder es streichen. In diesem entscheidenden Bruchteil der Sekunde kommt es zum Glukoseabfall, der sich meistens zu Beginn der Umstellung auf Dinner Cancelling mit einem Hungergefühl meldet und als Signal **(Schalter!)** für die später angeführten gesundheitsförderlichen Vorgänge in unserem Körper dankbar zu begrüßen und anzunehmen ist.

Achtung: Erkennen Sie also immer besser den entscheidenden Bruchteil der Sekunde!

Wichtig:

1. Richten Sie Ihr Denken auf Ihr langfristiges Ziel aus. Fragen Sie sich, ob alles, was Sie denken, sagen, tun, zu Ihrer Zielerreichung beiträgt.
2. Ändern Sie Ihre Glaubenssätze!
3. Unterscheiden Sie, welche Nahrung Sie wirklich zum Leben **brauchen** und was Sie zu essen **wünschen**. Sie werden erkennen, wie wenig der Mensch zum Überleben braucht und was wir uns täglich aus Kompensationsgründen (Existenzangst, Frust, Ärger, Langeweile ...) einverleiben. Erkennen Sie, dass Sie mit dem Essen das wahre Problem nicht lösen, sondern dass im Endeffekt alles nur noch schlimmer wird, wenn Sie Kilo für Kilo zusetzen und Ihre Gesundheit durch das steigende Übergewicht immer mehr beeinträchtigt wird. Beschäftigen Sie sich daher lieber mit der Auflösung der hinter der Esslust liegenden Ursachen, indem sie täglich mindestens 15 Minuten meditieren, Zeit für mentales Training in den Tagesplan einbauen oder sich in anderer Weise geistig entwickeln. Auch ein mindestens halbstündiger Abendspaziergang hat mir schon oft Gedanken zur Lösung dringlicher Probleme ermöglicht.
4. Sagen Sie nicht: Darauf kommt es auch nicht mehr an. Sagen Sie nicht: Ich beginne morgen mit dem Abnehmen, rauche ab morgen keine Zigarette mehr, trinke ab morgen keinen Alkohol.

Beginnen Sie jetzt!

An dem Tag, an dem du die Verantwortung
für dich selbst voll übernimmst,
an dem Tag, an dem du aufhörst,
Entschuldigungen zu suchen,
an dem Tag beginnt dein Weg zum Ziel!

Die Klangtherapie als Wegweiser

Durch das Hören individuell abgestimmter Klangbilder aus der Natur wird ein immenses Potenzial an Kreativität frei und es werden spontan Lösungen für anstehende Probleme erkannt, da jeder Mensch alle Antworten auf alle Fragen des Lebens in sich trägt. Das Hören gibt die richtigen Informationen frei. Die heilenden Klänge führen zu einem Bewusstwerden der zugrunde liegenden Ursachen und zu einem Integrieren der verdrängten Schattenbereiche. So finden wir zu unserer individuellen Schwingung, zu unserem einzigartigen Platz in der Schöpfung zurück.

Es wurde ein eigenes, aus drei Klangbildern bestehendes Dinner-Cancelling-Klangbild entwickelt.

Das Klangbild der Lärche:

Dieses Klangbild hilft uns, unser Selbstwertgefühl (ein wichtiges Thema bei Übergewicht) aufzubauen, Zuversicht zu entwickeln, dass wir mit starkem Rückgrat unsere Vorhaben umsetzen. Die Klänge unterstützen uns, innere Aufrichtigkeit und Glücksgefühle zu erfahren. Die Klanglandschaft gibt uns ein Gefühl von Weite und Ruhe, vermittelt Geborgenheit und hilft uns bei der Auseinandersetzung mit all unseren Ängsten. Wie die Lärche so haben auch wir einen ganz bestimmten Platz, der für uns geschaffen ist. Wenn wir ihn gefunden haben, dann können auch wir stolz und anmutig im Leben stehen, ohne Angst und Zweifel.

Das Klangbild von Rock Water *(Quellwasser)***:**

Wasser ist das Element des Lebens. Der Klang des Wassers kann uns lehren, im Fluss zu sein, Blockaden aufzulösen, uns zu reinigen. Rock Water ist auch dann sehr hilfreich, wenn Bereiche in der Persönlichkeit vorhanden sind, in denen Bedürfnisse unterdrückt oder auf andere Ebenen verlagert werden. Statt zu erkennen, dass ein Bedürfnis nach Anerkennung, Liebe, Zärtlichkeit befriedigt werden will, glaubt man, diesen Hunger befriedigen zu können, indem man isst oder nascht. Durch die Klänge von Rock Water lassen wir wieder fließen, lassen wir los.

Das Klangbild von Asclepias *(herzblättrige Seidenpflanze)***:**
Diese Klänge wurden in der Nacht im Trockendschungel Zentralindiens aufgenommen. Spürbar ist die Hitze, die auf körperlicher Ebene den Fettstoffwechsel reguliert. Diese Klänge helfen uns auch, Orientierung zu finden, wieder unser nächstes Ziel am Lebensweg zu sehen. Außerdem wirkt das Hören dieses Klangbildes harmonisierend bei allen Süchten und Abhängigkeiten. So finden wir einen Weg, eine Ess- oder Naschsucht loszulassen, und wir bekommen Antworten auf Ursachen dieser Verhaltensweisen.

Das Hören des Dinner-Cancelling-Klangbildes dauert eine Stunde und besteht aus den drei oben erwähnten Klangbildern. Es kann täglich anstelle des Abendessens gehört werden und ist eine wertvolle Hilfe, aus alten Mustern herauszufinden, den Wert des täglichen Fastens zu erkennen und innere Ruhe und Harmonie zu erlangen. *

Das Thema „Verzichten“

Bei der regelmäßigen Anwendung des Dinner Cancelling konnte ich auch die Beobachtung machen, dass das Thema „Verzichten“ wichtig wurde. Ich erkannte immer deutlicher, worauf ich in meinem Leben auf allen Gebieten (Kleidung, Wohnung, Vergnügungen usw.) verzichten möchte, und durfte in der Folge eine große Freiheit erleben. Vieles wurde klarer, einfacher, es blieb immer mehr Raum für wirklich Wesentliches.

* *Die Klangbild-CD können Sie beziehen bei:*
klangkörper, *Klein Eberharts 31, A-3830 Waidhofen/Thaya*
Tel: 02842 53986, e-mail: klangkoerper@wvnet.at
www.klangkoerper.at

Wenn ich nicht täglich zu überlegen habe, was ich für das Abendessen einkaufen und zubereiten muss – ganz abgesehen vom Aufwand des Kochens und Abwaschens – habe ich nun durch die gewonnene Freizeit verschiedenste Möglichkeiten, mich weiterzubilden, ein Buch zu lesen oder einfach zur Ruhe zu kommen und den Tag bei schöner Musik und interessanten Gesprächen in Frieden abzuschließen.

Weiters erkannte ich von Monat zu Monat immer klarer, wie wichtig es war, meine bisherigen Ernährungsgewohnheiten zu überdenken. Näheres erläutere ich im Abschnitt „Die richtige Ernährung". Ein Bewusstwerden und Ändern alter Gewohnheiten in verschiedensten Bereichen folgte. Auch stellte ich im Rahmen der Dinner Cancelling Groups immer wieder fest, dass viele Übergewichtige die überschüssigen Kilos geistig noch nicht losgelassen hatten (siehe „Der allererste Schritt"), da ständig von „meinem" Übergewicht die Rede war. Ich betone in diesem Fall immer die Kraft der Worte, nämlich, dass ich das Übergewicht nicht wirklich loswerden kann, wenn ich es noch als Besitz betrachte (mein = besitzanzeigendes Fürwort!). Ich muss demnach auch bei der Wortwahl achtsamer werden und darf auf keinen Fall von meinem Übergewicht (auch nicht von „meinen" Kopfschmerzen, Magenproblemen, Ängsten, Sorgen usw.) sprechen, sondern von „dem" Übergewicht, „den" Kopfschmerzen ...!

Also auch wieder ein Weg, in allen Lebensbereichen und Situationen die Wortwahl zu überdenken, und ein Bewusstwerden, welche Energie mit welchem Wort in Bewegung gesetzt wird. Ein Faktor, den viele Positivdenker schon längst beachten und ins Leben integrieren.

Ein positiver gesellschaftlicher Faktor

Es war auch nie ein Problem für mich, bei Einladungen zum Abendessen zu sagen: „Ich komme gerne, esse aber nicht zu dieser Tageszeit." Jeder hatte bis jetzt Verständnis und freundschaftliche oder familiäre Zusammenkünfte gestalten sich von Mal zu Mal unkomplizierter und ungezwungener. Die Hausfrau muss vor dem Zusammentreffen nicht schon Stunden in der Küche verbringen und zwischen Küche und Esszimmer hin- und herpendeln. Bei einer guten Tasse Tee ist jeder glücklich und das Wesentliche des Zusammenkommens (Erfahrungs- und Gedankenaustausch, einfach beieinander sein wollen) wird wieder spürbar. Außerdem haben im Laufe der Monate viele Freunde durch meinen Anstoß zum Dinner-Cancelling-Konzept gefunden.

Wichtig ist, dass Sie geistig dahinter stehen und Ihre Lebensphilosophie klar ausstrahlen.

Ich verzichte auch bei gesellschaftlichen Anlässen auf das Abendessen und es stört mich überhaupt nicht, wenn andere essen und ich „nur" eine Tasse Tee trinke. Auf die bei derartigen Ereignissen üblichen Fragen, warum ich abends nichts esse, erkläre ich dann meine Beweggründe und staune über das allerorts und in allen Gesellschaftsschichten bemerkbare Interesse an dieser einfachen, natürlichen und gesundheitsfördernden Methode.

Als ich einmal bei einer Hochzeit eingeladen war und auch bei diesem Fest der Brautmutter erklärte, sie brauche für mich kein Menü bestellen, war vorerst die Verwunderung groß. Bei näherer Beschäftigung mit dem Dinner-Cancelling-Konzept kamen jedoch in dieser Familie Vater, Mutter und Sohn durch meine Begeisterung auch auf den Dinner-Cancelling-Weg und konnten zusammen in einem Jahr insgesamt

55 kg abnehmen! Neben dem positiven Effekt der Gewichtsreduktion hat sich bei diesem Ehepaar außerdem langjähriger Bluthochdruck reguliert. Sie sind nach wie vor leidenschaftliche Verfechter dieser Methode und dankbar, dass sie durch meinen Verzicht auf das Hochzeitsmenü auf diesen Weg geführt wurden.

Ein wirtschaftlicher Gewinn

Ich würde jedem Anwender des Dinner-Cancelling-Konzepts raten, die Ersparnisse, die sich durch das Weglassen der Abendmahlzeit ergeben, in einem Büchlein zu notieren oder den entsprechenden Geldbetrag in einer Dinner-Cancelling-Box zu sparen. Bald wird jeder mit freudigem Staunen auch einen großen finanziellen Gewinn erkennen können.

Beispiel: Wenn Sie aus dieser Motivation heraus täglich 4 Euro sparen, so haben Sie am Ende eines Monats 120 Euro, am Ende eines Jahres 1440 Euro. Eine beträchtliche Summe, nicht wahr?

Ich möchte Sie nun ermuntern, einen Teil dieses gesparten Geldes für wohltätige Zwecke weiterzugeben. So können Sie Menschen helfen, die weniger haben als Sie. Schon im Alten Testament wird darauf hingewiesen, **den zehnten Teil zu spenden**, um einen Beitrag zur Umverteilung der Güter auf der Welt zu leisten. Stellen Sie sich vor, welche dynamische Kraft in Bewegung gesetzt wird, wenn viele Dinner Canceller so handeln. Der hungerleidenden Bevölkerung könnte so wirksam geholfen werden. Eine Möglichkeit, in dieser Richtung Gutes zu tun, wäre auch, eine Patenschaft für ein oder zwei Kinder in der Dritten Welt zu übernehmen. Es findet sicherlich jeder Gelegenheiten, wohltätige Projekte zu unterstützen und innere Befriedigung durch diese Spenden zu erlangen.

Immer wieder berichten Teilnehmer der Dinner Cancelling Groups, dass sie aus Dankbarkeit spenden, weil sie zu dieser Lebensphilosophie geführt wurden und den einzigartigen Wert für Psyche und Körper erkannt haben.

Investieren Sie einen Teil dieses gesparten Geldes für den Kauf von Büchern und lesen Sie täglich eine Stunde am Abend. Da Sie sich ja nicht mehr um den Einkauf und die Zubereitung des Abendessens kümmern müssen, haben Sie diese gewonnene Zeit für diese geistige Betätigung zur Verfügung. Warum ist Lesen so wichtig? Jede neue Idee trägt zu Ihrer Persönlichkeitsentwicklung bei.

Besuchen Sie Seminare. So hilft der Entschluss, Dinner Cancelling zu betreiben und das auf diese Weise gesparte Geld auch in Seminarbesuche zu investieren, Ihren geistigen Horizont zu erweitern und Ihr Leben grundlegend zu verändern.

Die Macht der Gewohnheiten

Jeder von uns kennt das Gefühl der Freude auf das Abendessen, weil bei vielen Menschen Essen mit Gemütlichkeit assoziiert wird und Gemütlichkeit ohne Essen mental nicht vorstellbar ist. Denken wir an den Pawlow´schen Reflex, den Beweis, dass eine Handlung (Essen) und ein dabei empfundenes Gefühl (Glücksgefühl, Gemütlichkeit, Zufriedenheit) immer zueinander gehören. Fällt jetzt das Abendessen weg, glauben viele, dass auch dieses abendliche Zufriedenheitsgefühl oder Gefühl der Gemütlichkeit nicht mehr vorhanden sein kann, da ja in der Vergangenheit beides immer gekoppelt aufgetreten war. Nun besteht die Lernstufe darin, zu erkennen, dass wir auch ohne Essen glücklich und zufrieden sein können und dass eine Tasse Tee auch mit einem Glücksgefühl verbunden sein kann. Eine mentale Entkoppelung von Essen und dem bis dato empfundenen Gefühl muss erfolgen.

Sehr hilfreich in dieser Situation war bei mir das 3000 Jahre alte Sprichwort aus China „Das Abendessen überlasse deinen Feinden!".

So kam ich immer wieder zur Überzeugung, dass ich ja nicht mein eigener Feind sein will, dass ich mir gesundheitlich mehr schade, wenn ich abends viel Essbares in mich hineinstopfe, und empfand großes Mitgefühl mit allen, die abends schlemmen. Ganz abgesehen von den verheerenden Folgen des Rauchens und Trinkens am Abend (für viele Menschen erstrebenswerte Zeichen der Gemütlichkeit).

Oft höre ich in unserer Praxis auch das Argument: Mein Mann (Vater usw.) will, dass wir gemeinsam essen. Er kann aus beruflichen Gründen kein Mittagessen einnehmen und muss daher unbedingt ein warmes, vollständiges (Suppe, Hauptspeise, Nachspeise) Abendessen zu sich nehmen. Im Krankheitsfall würde dann dieser Angehörige aber niemals auf die Idee kommen, dass er durch diese Forderung des gemeinsamen Essens Ursache der Gesundheitsbeeinträchtigung ist. Deshalb immer wieder meine Aufforderung an jeden geistig orientierten, aufgeschlossenen Menschen: Jeder ist seines Glückes Schmied, jeder muss die Selbstverantwortung für seine Gesundheit erkennen und weder ein Partner noch ein Elternteil darf eine Person manipulieren. So kann jeder derart Betroffene mit liebevoller Bestimmtheit seinen eigenen Gesundheitsweg gehen und eine Möglichkeit finden, ein Mittagessen in Ruhe und Frieden einzunehmen, und dem Partner sein Abendessen lassen, bis auch er den Wert des Dinner Cancelling erkennt.

Am Beginn der Umstellung auf Dinner Cancelling ist es auch schon ein großer gesundheitlicher Gewinn, tageweise (eventuell zum Wochenende) abends zu fasten. Das immer wieder nach einer gewissen Zeit auftauchende Hungergefühl ist oft eine große Prüfung. Falle ich wieder in mein altes Muster zurück? Dieses Hungergefühl konnte ich mit einer oder zwei Tassen Tee in den Griff bekommen. Auch gegen ein Stück Schokolade oder einen Löffel Honig vor dem Schlafen zum Regulieren des Blutzuckerspiegels ist nichts einzuwenden. Kardinal König verzichtete seit seinem 50. Lebensjahr auf das Einnehmen einer Abendmahlzeit. Er aß manchmal zwischen 18 und 19 Uhr einen Bratapfel mit etwas Honig. Es hat sich auch gut bewährt, warmen Kräutertee zu trinken, wenn ein Hungergefühl auftaucht. Eine oder mehrere Gaben der später erklärten homöopathischen Tropfen zum Abnehmen lassen ebenfalls das Hungergefühl verschwinden. Wie schon im vorigen Abschnitt ausgeführt, ist das Hören des Dinner-Cancelling-Klangbildes anstelle des Abendessens ein wunderbares Abendritual.

Wie der Körper reagiert

Wer Dinner Cancelling als Lebensphilosophie annehmen kann, wird länger jung und vor allem gesund bleiben. Durch das Reduzieren der Kalorien bildet der Körper nämlich automatisch vermehrt das **Wachstumshormon** und **Melatonin** – Geschenke der Natur, wenn man bedenkt, dass diese Stoffe synthetisch sehr teuer herzustellen sind und die biologische Bildung dieser Substanzen natürlicher und vor allem kostenlos und richtig dosiert ist.

Für mich war in erster Linie dieses Konzept der Weg zur Gewichtsreduktion. In einem Jahr konnte ich 20 kg abspecken! Vor allem das

Wissen um die medizinischen Hintergründe war eine wunderbare Motivation. Das Idealgewicht erreicht jeder relativ rasch und wer sich an einem guten Frühstück und ausgiebigen Mittagessen erfreut, stellt fest, dass der Körper sich sehr bald an diesen Zustand gewöhnt und keine Hungersignale mehr aussendet.

Apoptose (programmierter Zelltod) – eine phänomenale Erkenntnis

Der menschliche Körper eliminiert in Hungerzeiten zuallererst die bösartigen Zellen, er entzieht ihnen jede Nahrung. Dieses Phänomen lässt sich durch verminderte Kalorienzufuhr, also auch durch Dinner Cancelling, auslösen.

Die Medizin kennt dieses Phänomen, dass Krebszellen einfach absterben, wenn man täglich stundenlang dem Körper keine Nahrung zuführt, und hat für diesen Vorgang den Begriff Apoptose (programmierter Zelltod, ausgelöst durch den Glukoseabfall, der durch Dinner Cancelling bewirkt wird) gefunden. Dieses wunderbare Geschenk der Natur, das wir dankbar annehmen sollten, ist wissenschaftlich beweisbar, aber nicht erklärbar.

Neue Kronenzeitung vom 3.10.1999:
Unerklärliche Heilungen bei Krebs

Krebskranke, die von den Ärzten aufgegeben wurden, werden wieder völlig gesund. Tumore, die erfahrungsgemäß ständig wachsen, verschwinden ohne erkennbaren Grund. Überall auf der Welt geschehen Heilungen, die wissenschaftlich nicht zu erklären sind. Wunder oder ein noch unentdeckter Mechanismus?

Es ist das Jahr 1982, Krebsstation im Allgemeinen Krankenhaus in Wien: Fassungslos starrt der junge Oberarzt Dr. Heinz Ludwig, heute einer der führenden Krebsspezialisten unseres Landes, im Wilhelminenspital auf das Röntgenbild in seiner Hand. Vor einem Jahr hatte er bei einem Patienten Nierenzellkrebs und Metastasen in der Lunge diagnostiziert. Die Lebenserwartung war äußerst gering. Der Patient lehnte damals jede Behandlung ab. Nun zeigte das Bild die Lunge vollkommen frei von Metastasen. Der Tumor war auf geheimnisvolle Weise verschwunden.

***Unfassbar:** Ohne jede Behandlung haben sich die Metastasen in der Lunge auf geheimnisvolle Weise zurückgebildet. Welcher noch unentdeckte Mechanismus ist hier am Werk?*

Unerwartete Genesungen sind ein wichtiges Thema in unserer Medizin, das bisher weitgehend unbeobachtet blieb. Vor unseren Augen läuft ein unglaublicher Heilungsprozess ab, von dem die Ärzte noch wenig wissen. Warum verlässt der Krebs den Körper ebenso geheimnisvoll, wie er einst Besitz von ihm ergriffen hat? Gibt es eine unbekannte Kraft, die der Krebszelle den Befehl gibt: „Stirb!"? Univ. Prof. Ludwig: „Wir können diese Fragen nicht beantworten. Aus irgendeinem Grund beginnen die Krebszellen, sich selbst zu vernichten. Der Mechanismus ist aber unbekannt. Ein Tumor verschwindet scheinbar von allein. Obwohl dieses Phänomen unglaublich spektakulär ist, haben bis jetzt wenige Forscher versucht, dem Geschehen auf den Grund zu gehen. In Deutschland gab es 1997 erstmals einen Kongress zum Thema „Spontanheilungen".

Nach gründlicher Untersuchung von Geheilten kamen die Wissenschafter zu folgendem Ergebnis:

Es gibt einen unbekannten Mechanismus, der die Krebszelle veranlasst, sich selbst zu zerstören!

Ein Teilnehmer einer Dinner Cancelling Gruppe erwähnte in diesem Zusammenhang eine sicher auch für Sie interessante und hilfreiche mentale Stütze, wenn sich abends ein Hungergefühl meldet. Er meinte, er würde durch das Einnehmen eines Abendessens seinem Körper doch die Gelegenheit nehmen, alles, was nicht in Ordnung ist, auf biologische und natürliche Art und Weise zu „reparieren". Und das wäre doch viel zu schade. Diese Gedanken vertreiben dann sogleich jedes Hungersignal.

Melatonin – ein Jungbrunnen

Die weltbekannte Zeitschrift „Newsweek" brachte am 7. August 1995 auf der Titelseite:

Melatonin, ein Schlafmittel, das die körpereigene Alters-Uhr zurückstellen kann.

Das „Wundermittel Melatonin" war in aller Munde. Einerseits wurde es als Jungbrunnen angepriesen, andererseits als viel versprechendes Schlafmittel beschworen. Außerdem glaubte man auch ein neues Mittel gegen Krebs gefunden zu haben. Dieses wunderbare Hormon wird in der Epiphyse (Zirbeldrüse) gebildet. Diese Drüse liegt im Gehirn des Menschen in völliger Finsternis.

Wenn nun in den Abendstunden die Sonne sinkt, wenn es finster wird, steigt der Melatonin-Spiegel an. Die Epiphyse wird durch den Sehnerv der Augen über den Tag- und Nachtrhythmus informiert.

Ein leerer Magen ist das Signal für eine vermehrte Melatoninbildung. Daher wird verständlich, dass das Abendessen und keine andere Mahlzeit gestrichen werden muss.

Melatonin wird auch das **Hormon der Ruhe** genannt, da es die Leistungsfähigkeit verschiedenster Organe **drosselt**. So wird Energie gespart und die Lebensdauer einzelner Organe verlängert. Diese Tatsache ist besonders interessant in Bezug auf das Herz, denn es veranlasst den Körpermotor, in der Nacht untertourig zu laufen. Es wurde auch ein eindeutiger Zusammenhang zwischen Herz-Kreislauferkrankungen, Herzrhythmusstörungen und niedrigem Melatonin-Spiegel festgestellt.

Logischerweise kann Melatonin verschiedene Funktionen nur dann drosseln, wenn der Körper nicht gleichzeitig viel Energie aufwenden muss, um die abendliche Mahlzeit zu verdauen. Ein **„Entweder-Oder-Prinzip“** herrscht vor und es liegt in der Selbstverantwortung jedes Einzelnen, das Dinner-Cancelling-Konzept dankbar anzunehmen und so nachts den Melatonin-Spiegel auf natürliche Weise zu steigern. Andernfalls muss der Körper auf Hochtouren laufen, um die zu sich genommene Nahrung zu verwerten.

Vorteile der nächtlichen Melatoninbildung:

- Stärkung des Immunsystems
- Verbesserung des Allgemeinzustandes
- Erhöhung der Leistungsfähigkeit
- Absenken der Körpertemperatur um 3 – 4 Zehntel Grad Celsius
- geringere Aktivität der Zellen unseres Körpers
- Reparaturen an schadhaften Zellen können vorgenommen werden
- Regulierung des Blutdrucks
- positive Wirkung auf Herz und Kreislauf
- Drosselungseffekt – längere Lebensdauer unserer Organe
- Alterungsprozess wird verlangsamt

ACHTUNG: Genussgifte – Alkohol und Nikotin – verhindern die Freisetzung von Melatonin!
Außerdem versorgt Alkohol den Körper mit sehr viel Energie, erhöht die Körpertemperatur und vermehrt die Bildung von Freien Radikalen. Somit wird genau das Gegenteil des Beabsichtigten bewirkt, nämlich, dass der Ruhe- und Drosselungseffekt dahin ist. Wie schon erwähnt, ist es aber nur in einem niedrigtourigen Zustand möglich, dass repariert und reguliert wird.

Am besten nicht rauchen – niemals aber am Abend!

Keinen Alkohol am Abend!

Alkohol und Nikotin hemmen die Melatonin-Produktion!

Diese Gifte machen nämlich den Produktionsstoff von Melatonin, das Serotonin in der Epiphyse, unwirksam. *(siehe: Huber/Worm: Länger leben, später altern, S. 80)*

- Wer das tägliche Fasten nicht in sein Leben integrieren kann, sollte **dreimal in der Woche ab 15 Uhr nichts essen.**
- **Viel trinken!** Am besten Kräutertee, grünen Tee und Leitungswasser.
- An diesen Tagen **Alkohol und Nikotin abends meiden!** – Eine wunderbare pädagogische Maßnahme, den Nikotin- und Alkoholkonsum zu reduzieren.

Melatonin – ein einzigartiger Radikalfänger

Melatonin ist ein Radikalfänger der besonderen Art, da dieses Hormon wegen der Kleinheit des Moleküls in Zellen und Zellzwischenräume vordringen kann, in die andere Radikalfänger von ihrer Struktur her nicht gelangen. In bestimmten Hirnanteilen und in der Gefäßwand ist es dermaßen eng, dass nur Kleinstmoleküle (wie Melatonin) eindringen und dort die noch kleineren, tödlichen Radikale aufspüren und eliminieren können. *(siehe: Huber/Worm: Länger leben, später altern, S. 78)*

Ein weiterer beachtenswerter Aspekt, sich für die vermehrte, natürliche Bildung des Melatonins durch abendliches Fasten zu entscheiden. Ein bedeutsamer Punkt in der Präventivmedizin (Vorsorgemedizin).

Melatonin in der Krebsbehandlung

Untersuchungen haben gezeigt, dass sich Zellen unter Melatonin-Einfluss langsamer teilen. Ein wichtiger Faktor, das bei Krebs bekannte ungehemmte Zellwachstum einzudämmen.

Melatonin bei Schlafproblemen und in Stress-Situationen

Da dieses Hormon auf alle unsere Systeme beruhigend wirkt, ist der schlafvermittelnde und nervenstärkende Effekt verständlich. Die mittlerweile große Anhängerschar des abendlichen Fastens weiß, dass man mit leerem Magen besser schläft als mit vollem.

Das Wachstumshormon Somatotropin (STH) – ein wichtiger Signalstoff

Das Wachstumshormon wird ebenso nachweislich vermehrt in der Nacht in der **Hypophyse** *(Hirnanhangdrüse)* gebildet, wenn der niedrige Blutzuckerspiegel, durch Dinner Cancelling ausgelöst, als Signal wirkt.

Das Wachstumshormon steuert verschiedene Vorgänge, die zum Aufbau von Organen notwendig sind. Es konnte auch ein wissenschaftlicher Zusammenhang zwischen Übergewicht und Somatotropinmangel im Blut festgestellt werden. Die Hirnanhangdrüse ist offensichtlich bei adipösen Personen damit überfordert, dieses Hormon zu produzieren. Ursache dürfte der bei Übergewichtigen meistens erhöhte Insulingehalt des Blutes sein. Somit hemmt das Insulin das Wachstumshormon, welches aber seinerseits maßgeblich am Abbau des Fettes mitbeteiligt ist.

Demnach ein „Teufelskreis“, der bei genauer Kenntnis der körperlichen Abläufe durchbrochen werden kann. Wieder ein Thema in Bezug auf Selbstverantwortung jedes Einzelnen. Denn es obliegt der Entscheidungsfreiheit der Person, das Dinner-Cancelling-Konzept mit all seinen wunderbaren gesundheitlichen Folgen zu wählen.

Das Wachstumshormon baut **Körperfett ab** und **Muskelgewebe auf.**

Es besteht ein Zusammenhang zwischen übermäßigem Fettansatz, verkümmerten Muskeln und Somatotropinmangel.

Dieser Faktor ist wieder besonders interessant in Bezug auf den Herzmuskel. So konnte bei Patienten mit Herzmuskelschwäche eine wesentliche Verbesserung des Zustandes durch Somatotropingabe erreicht werden. Die Ausschüttung dieses Hormons durch Dinner Cancelling, die vor Tiefschlafphasen vermehrt auftritt, wäre demnach auch für diese Patientengruppe ein einfacher, natürlicher Weg zur Wiedererlangung der Gesundheit.

Vorteile der nächtlichen Somatotropinbildung:

- Zunahme des Muskel- und Abnahme des Fettgewebes
- Festigung und Glättung der Haut
- positiver Einfluss bei Müdigkeit und Depression
- Eliminierung der in der Leber gespeicherten Triglyzeride
- reinigende Wirkung im Blutgefäßsystem
- Entsorgung von Ablagerungen an Gefäßwänden

Aus den oben erwähnten Punkten wird die Bedeutung der vermehrten Ausschüttung des Wachstumshormons erkennbar. Vor allem finde ich die Tatsache so wunderbar, dass jeder Einzelne selbst die Möglichkeit hat, die eigene STH-Produktion anzuregen.

Wissenswert in diesem Zusammenhang:

- Ein niedriger Zuckerspiegel durch abendliches Fasten aktiviert die Produktion dieses Hormons – ähnlich wie beim Melatonin – in der Nacht.

- Eine mäßige sportliche Betätigung am Abend stimuliert ebenso die Freisetzung des STH.

- Die Aminosäuren Arginin, Ornithin und Lysin fördern die Bildung und Freisetzung des Wachstumshormons. 500 mg dieser Aminosäuren auf nüchternem Magen am Abend als Trinkampulle mit viel Flüssigkeit eingenommen, beschleunigen die Fettmobilisierung.

- Vitamin C (z.B. als Grapefruit- oder Zitronensaft), vor dem Schlafengehen getrunken, erhöht die Produktion von Wachstumshormon um ein Vielfaches. Das Fett schmilzt förmlich dahin.

Ein weiterer positiver Effekt des Dinner Cancelling ist der, dass die so genannten **Heat-Shock-Moleküle** zunehmen, die wiederum wesentlich dazu beitragen, dass alle Proteine im Körper biologisch in Ordnung sind. Proteine bauen Muskeln auf, bilden Organe und sind unverzichtbar für die Synthese von Hormonen und Immunglobulinen.
(siehe: Huber/Worm: Länger leben, später altern, S. 290)

Ein interessanter Zeitungsartikel zum Thema:
(Quelle: NEUE GESUNDHEIT, 1998)

Abends nichts mehr essen!
Das hält länger am Leben!

Eine der wirksamsten Maßnahmen gegen frühzeitiges Altern ist der Verzicht auf das Abendessen.

Durch den Verzicht auf Nahrung am Nachmittag und Abend werde die Produktion bestimmter Hormone im Körper gesteigert, so Prof. J. Huber, Wien. Dies sind vor allem Melatonin und das Wachstumshormon Somatotropin (STH). Beide Hormone werden verstärkt ausgeschüttet, wenn man wenig isst. Zudem werden beide Hormone nachts in höheren Konzentrationen ins Blut abgegeben als am Tag. Der weitgehende Verzicht auf Essen am Nachmittag und Abend sei somit die günstigste Bedingung, um Melatonin und STH ansteigen zu lassen, erläuterte Huber.

Nach neueren Erkenntnissen der Altersforschung stehen beide Hormone in Zusammenhang mit dem Prozess des Alterns: Mit fortschreitendem Alter nimmt die körpereigene Produktion von Melatonin und STH ab. Melatonin hat sich überdies als wirksam im Kampf gegen die so genannten freien Radikale erwiesen. Diese Wirkstoffe sind äußerst aggressiv, greifen die Zellen an. Sie sind damit ein wichtiger Faktor beim Alterungsprozess. Melatonin ist nun in der Lage, freie Radikale im Körper unschädlich zu machen.

Die neuere Forschung hat ergeben, dass allein schon durch eine Verringerung der Nahrungsaufnahme die Bildung freier Radikale verringert wird. Denn der Verdauungsprozess ist stets mit der Entwicklung freier Radikale verbunden. Hat der Körper nachts weniger Nahrung zu verarbeiten, sinkt die Zahl der freien Radikale dramatisch, weniger Zellen werden zerstört, ein paar Minuten Lebenszeit gewonnen.

Als wirksame Maßnahme gegen starke Hungergefühle empfiehlt Professor Huber, große Mengen Früchte- oder Kräutertee oder auch nur heißes Wasser zu sich zu nehmen: „Zu jeder vollen Stunde sollten 200 Milliliter heißes Wasser getrunken werden.“

Dinner-Cancelling-Konzept

Die Acht-Stunden-Regel

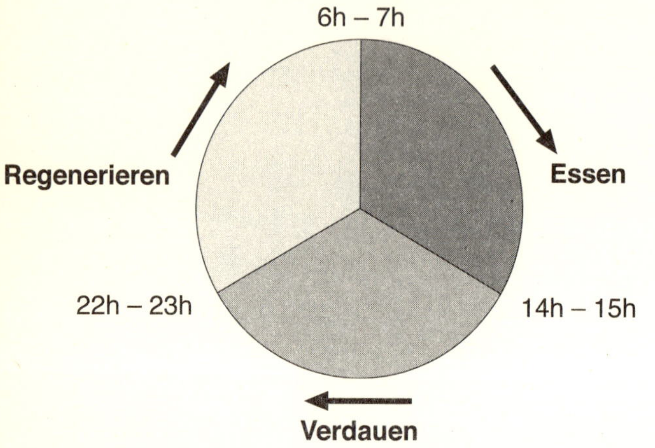

Das ENTWEDER - ODER - PRINZIP

ENTWEDER	**ODER**
↓	↓
ESSEN	VERZICHT auf das ABENDESSEN
↓	↓
Nahrung muss in der Nacht verdaut werden	Energie ist verfügbar für Reparieren, Regulieren & Harmonisieren
• **Energieverbrauch**	• **Selbstheilmechanismus**

6h – 7h ↕ 14h – 15h

Frühstück → Mittagessen → Jause

SIGNAL (Schalter!)

- leerer Magen
- Glukoseabfall

APOPTOSE
= programmierter Zelltod der Krebszellen und schadhaften Zellen
Auf der Ebene der Zellkommunikation wird eine Information weitergegeben, sie heißt – **ABSTERBEN!**

MELATONINBILDUNG
bei Einbruch der Dunkelheit

- Stärkung des Immunsystems
- Drosselungseffekt – längere Lebensdauer der Organe
- positive Wirkung für Herz & Kreislauf
- Zellreparaturvorgänge
- Alterungsprozess wird verlangsamt
- einzigartiger Radikalfänger – Krebsvorsorge!

SOMATOTROPINBILDUNG
vermehrt vor Tiefschlafphasen

- Abbau von Körperfett und Aufbau von Muskelgewebe (Herzmuskel!)
- Festigung der Haut
- Eliminierung der in der Leber und den Gefäßwänden abgelagerten Triglyzeride
- positiver Einfluss bei Müdigkeit und Depression

Die Bedeutung von Vitaminen, Spurenelementen und Mineralstoffen während einer Gewichtsreduktion

Vitamine, Mineralien, Spurenelemente und Aminosäuren, in der Folge kurz Vitalstoffe genannt, sind lebenswichtige Hilfsstoffe im menschlichen Körper und an allen Vorgängen im Organismus beteiligt. Diese Vitalstoffe steuern alle Abläufe, sie tragen zu unserem Wohlbefinden und zu unserem Aussehen bei und unterstützen den Körper in seinem Streben nach Gesundheit.

Bei einer Gewichtsreduktion – die ja das Hauptziel von Dinner Cancelling ist – spielen Vitalstoffe für den Körper zwei wesentliche Rollen:

Einerseits soll der Körper unterstützt werden, damit **Fettzellen** rascher und effizienter **verbrannt** und beseitigt werden können, und andererseits müssen **Mangelerscheinungen** durch die verminderte Nahrungsaufnahme unbedingt **ausgeglichen** werden!

Zum besseren Verständnis, warum Vitalstoffe für den Körper „lebenswichtig" sind, möchte ich vereinfacht die Abläufe im Körper erklären:

Ganz gleich, ob Sie bei Ihrem Vorhaben nach einem ausgeklügelten Diätplan vorgehen oder das weit verbreitete „FdH-Konzept" wählen, es geht im Körper immer darum, den Inhalt von angesammelten Fettzellen zu vernichten (= verbrennen) und womöglich diese Fettzellen auch zu beseitigen. Der entscheidende Faktor ist jedoch die Verbrennung des Fettzelleninhaltes. Was benötigen wir also, um Feuer zu machen: Brennholz und Streichholz! Genau diese beiden Komponenten stellt der Körper auch grundsätzlich zur Verfügung, um sein Gewicht zu regulieren.

Unter Brennholz versteht der Körper den Inhalt einer Fettzelle, der aber nur dann verwendet wird, wenn dem Körper nicht zusätzlich Brennmaterial zugeführt wird; das heißt, wenn die Nahrungsaufnahme – wie bei einer Diät üblich – gedrosselt wird.

Als Streichholz verwendet der Körper das Schilddrüsenhormon Thyroxin. Menschen mit Übergewicht haben meist zu wenig Schilddrüsenhormon im Blut. Dies liegt häufig weniger an einer leistungsschwachen Schilddrüse, als daran, dass diese Hormone verletzlich sind und im Blut als Erstes von freien Radikalen abgefangen und zerstört werden.

Was sind freie Radikale?

Für alle Lebewesen mit sauerstoffverbrauchendem Stoffwechsel (bei allen Tieren und Menschen) ist die Atmung mit Sauerstoff lebenswichtig. Der Vorteil der Sauerstoffatmung liegt darin, dass die Anziehungskraft des Sauerstoffs für Elektronen (werden u.a. durch Nahrung zugeführt und entstehen im Zuge des Verdauungsvorganges) große Mengen Energie freisetzt. Durch die so entstehende Stoffwechselaktivität wird erst höher entwickeltes Leben vom Muskelspiel bis zum mehrdimensionalen Denken möglich.
Da Pflanzen keinen Sauerstoff verbrennen, können sie wegen „Energiemangels" nicht laufen oder denken.
Der Vorteil oxidativer Prozesse beinhaltet aber auch ein großes Risiko. Sauerstoff kann nämlich durch Reaktion mit anderen Stoffen schädliche Stoffwechsel-Zwischenprodukte bilden, die wir **freie Radikale** nennen:

- Superoxidanion
- Folgeprodukte von Wasserstoffperoxid

- Peroxidradikale (z. B. Lipidradikale, die durch Oxidation von Fetten entstehen)
- Hydroxylradikale

Außerdem können freie Elektronen in ihrer Reaktionsfreudigkeit Zellen und deren Bestandteile schädigen, wenn sie statt mit Sauerstoff mit anderen Atomen reagieren. Diese Verbindungen nennen wir ebenfalls freie Radikale.

Ursachen für die Bildung freier Radikale

- Übermäßige Kalorienzufuhr, vor allem fettreiche Nahrung
- Entzündliche Prozesse, hohe körperliche Belastung (Extremsport)
- Strahlenbelastung (UV-Strahlung, radioaktive Strahlung)
- Luftverunreinigungen (Abgase, Ozon, Smog)
- Intensive Sonnenbestrahlung
- Chemikalien (Rückstände in Lebensmitteln, Chlorverbindungen, Holz- und Pflanzenschutzmittel, ...)
- Arzneimittel

Diese Vorgänge, die zu einem erhöhten Verbrauch von Sauerstoff führen, bedingen eine stärkere Stoffwechselaktivität und so bilden sich auch vermehrt freie Radikale.

Wirkungen freier Radikale

Freie Radikale sind Moleküle, denen ein Elektron fehlt. Sie sind hoch reaktiv und greifen organische Substanzen weitgehend ungezielt und wahllos an, entreißen ihnen das fehlende Elektron, sodass jene nun zu freien Radikalen werden. Ein Dominoeffekt entsteht! Im Gegensatz zu den sonst streng geregelten Abläufen im Körper ist es kaum vorhersehbar, welche Reaktionen ausgelöst werden.

- Es können Proteine denaturiert und damit funktionsunfähig gemacht werden.
- Die DNS des Zellkerns kann verändert werden – auslösender Faktor von Krebs.
- Die Lipide (Fette) werden angegriffen.
- Eine Folge ist die Zerstörung der Zellmembran, die im Zusammenhang mit der Entstehung der Arteriosklerose gesehen wird.

Freie Radikale sind maßgeblich beteiligt am Entstehen chronischer Erkrankungen, am Alterungsprozess, bei der Entstehung von Arteriosklerose, Krebs, bei Störungen des Immunsystems, neurogeriatrischen Erkrankungen, der Entstehung von Grauem Star, rheumatischen Erkrankungen, Diabetes ...

Wichtig: Es ergeben sich demnach weitere unschätzbare Vorteile des Dinner-Cancelling-Konzeptes:

- Es entstehen durch die verringerte Nahrungsaufnahme weniger freie Radikale.

- Der geistige Aspekt (tägliches Fasten) dieser Lebensphilosophie führt uns auf einen gesundheitsbewussten Weg und erleichtert uns das **Aufgeben von schädlichen Gewohnheiten**, wie Rauchen oder Trinken. Dadurch entstehen ebenfalls weniger freie Radikale.

- Außerdem möchte ich in diesem Zusammenhang auch hier auf den **wirtschaftlichen Gewinn** hinweisen.

Radikalfänger

Im Laufe der Evolution haben sich Abwehrsysteme gegen freie Radikale entwickelt, da sonst Leben auf Dauer nicht existieren könnte.

Auf der Ebene der **Zelle** sind es verschiedene **Enzyme**.

- Glutathion-Peroxidasen (Enzyme mit dem Spurenelement Selen)
- Katalasen (Enzyme mit dem Spurenelement Eisen – vor allem in den roten Blutkörperchen)
- Superoxid-Dismutasen (Enzyme mit den Spurenelementen Zink, Mangan und Kupfer)

In der **Blut- und Gewebsflüssigkeit** gibt es außerdem so genannte **Antioxidantien**, die direkt mit den freien Radikalen reagieren und sie dadurch unschädlich machen:

- die Vitamine A, C, E
- Beta-Carotin (Provitamin A)
- Ubichinon (Coenzym Q10)

Spurenelemente

Selen

Dass das Spurenelement Selen eine zellschützende Wirkung gegen Blei, Cadmium, radioaktive Strahlung, Quecksilber sowie andere Umweltgifte zeigt, konnte durch zahlreiche Studien nachgewiesen werden. Außerdem schützt Selen die Zellen und Chromosomen vor den schädlichen Wirkungen der freien Radikale. Die zusätzliche Einnahme von Selen in Form einer Nahrungsergänzung ist deshalb so wichtig, weil Selen in der Nahrung nicht mehr ausreichend vorhanden ist (ausgelaugte Ackerböden!).

Besonders **hohen Selengehalt** haben folgende Nahrungsmittel:

- Vollkornprodukte (50% Verlust beim Mahlen)
- Seefisch
- Eier
- Stutenmilch
- Spargel, Knoblauch
- Weizenkeime und Weizenkeimöl
- Nüsse
- Naturreis

Ideale Selenzufuhr täglich: 250 Mikrogramm
Mindestbedarf pro Tag für ein Kilo Körpergewicht: 1 Mikrogramm

Eisen

Der menschliche Körper speichert zwischen 4 – 5 g von diesem Spurenelement. 70% sind im Blutfarbstoff Hämoglobin gebunden. Die wichtigste Aufgabe der roten Blutkörperchen ist es, den lebensnotwendigen Sauerstoff in die einzelnen Zellen des Organismus zu transportieren. Fehlt das Eisen, so kommt es zu einer Sauerstoffunterversorgung und Eisenmangelsymptome treten auf, wie zum Beispiel Müdigkeit oder Konzentrationsschwäche.

Die Ausscheidung beträgt 1 – 2 mg pro Tag. Der **tägliche Bedarf** beträgt 10 – 25 mg, wobei nur 10% von dem in der Nahrung enthaltenen Eisen vom Körper über den Darm aufgenommen werden. Fördernd für die Eisenresorption ist die **Anwesenheit von Vitamin C**. Eisen ist in vielen Lebensmitteln, vor allem im Fleisch enthalten.

Zink

Zink ist an ca. **70 verschiedenen Stoffwechselvorgängen** im Körper beteiligt und steuert unter anderem die Herstellung des Bauchspeicheldrüsenhormons **Insulin**.

Es ist weiters **förderlich**:

- bei jeder Wundheilung
- für die Stärkung des Immunsystems
- für gesunden Haarwuchs
- für erholsamen Schlaf und seelische Ausgeglichenheit

Ähnlich wie Selen bindet Zink Schwermetalle.

Der **Tagesbedarf** beträgt 15 bis 20 Milligramm.

Vorkommen u.a.:
Nahrungsmittel tierischer Herkunft: Fleisch, Fisch

Mangan

Ähnlich wie Zink ist Mangan auch Bestandteil verschiedener Kohlehydrat- und Fettstoffwechselenzyme und unterstützt daher den **Abbau von Cholesterin**.

Der **Tagesbedarf** beträgt 2 bis 6 Milligramm.

Vorkommen u.a.:
- Getreideprodukte
- grünes Gemüse
- Nüsse

Kupfer

Kupfer ist ein **wichtiger Faktor** für Nervenfasern, Zellen, Bindegewebe, für die roten Blutkörperchen sowie für die Farbstoffe von Haaren und Haut. Außerdem hat Kupfer Bedeutung für den Eiweißstoffwechsel und die Stärkung des Immunsystems. Es fördert auch die Resorption von Eisen im Darm und trägt zur vermehrten Bildung der roten Blutkörperchen bei.

Der **Tagesbedarf** beträgt zwischen 1 und 3 Milligramm.

Vorkommen u.a.:
- Vollkornprodukte
- Hülsenfrüchte

Chrom

Chrom **unterstützt Insulin** bei der Aufnahme von Glukose (Traubenzucker) in die Zelle. Liegt ein Chrommangel vor, ist die Insulinwirkung beeinträchtigt. Die Folge davon ist ein zu hoher Blutzuckerspiegel, der durch zusätzliches Dinner Cancelling zu rasch abfallen kann. Chrom gleicht also extreme Blutzuckerschwankungen aus. Außerdem verhindert es die Umwandlung von Zucker in Speicherfett und sorgt dafür, dass Glukose in der Zelle verbrannt und daraus Energie gewonnen wird. Chrom ist also der Schlüssel, der die Zellwand für den Glukoseeinstrom aufsperrt. Insulin ist der Rucksack, der Zucker bis zur Zelle transportiert.

Der **Tagesbedarf** beträgt 50 bis 200 Mikrogramm.

Vorkommen vor allem:
- Vollkornprodukte
- Leber
- Blütenhonig
- Bierhefe

TIPP für Dinner Canceller:

Am Abend einen Löffel Blütenhonig, entweder pur oder in Tee gelöst, gegen den Heißhunger!

Vitamine

Vitamin A *(Retinol)*

Vitamin A gehört zu den **fettlöslichen** Vitaminen und nimmt eine wichtige Rolle beim **Schutz vor Herzinfarkt und Krebs** ein. Es wird hauptsächlich in der Leber gespeichert und nach Bedarf freigesetzt.

Vitamin A hat viele **wichtige Funktionen**:

- Aufbau der jeweils äußersten Zellschicht des Gewebes außer- und innerhalb des Körpers (Haut und Schleimhäute)
- beim Sehvorgang
- bei der Fortpflanzung

Der **Tagesbedarf** beträgt 1 Milligramm.

Vorkommen:

- Leber
- Milch
- Eier

Als **Vorstufe** (Karotinoide – z.B. Beta-Karotin) v.a.:

- Karotten
- Spinat
- Brokkoli
- Feldsalat

Vitamin C

Vitamin C wird als das **wichtigste wasserlösliche Antioxidans** (Radikalfänger) bezeichnet.

- Es erleichtert die Aufnahme von Eisen im Darm ebenso wie
- die Hemmung der Nitrosaminbildung (Krebsprophylaxe vor allem im Magen- und Darmbereich) und
- ist beteiligt an der Synthese von Carnitin und am Abbau von Cholesterin.

Wenn der Körper **wenig Vitamin C** zur Verfügung hat, wird weniger Cholesterin umgewandelt und ein **erhöhter Cholesterinwert** ist **der Risikofaktor** für Arteriosklerose und Herzinfarkt. Vitamin C erhöht die Stabilität der Blutgefäße und stärkt das Immunsystem im Kampf gegen Krankheitserreger, unter anderem auch gegen Erkältungsviren.

Der offiziell empfohlene **Tagesbedarf** beträgt ca.100 Milligramm.

Verschiedene Untersuchungen weisen aber auf einen **weitaus höheren Bedarf** von 500 Milligramm bis zu mehreren Gramm hin. Ein Zuviel an Vitamin C wird normalerweise ausgeschieden.

ACHTUNG:
Zigarettenrauch zerstört Vitamin C!

Vorkommen vor allem:

- Zitrusfrüchte
- Beeren
- verschiedene Kohlarten
- Kartoffeln
- Paprika
- Salat

Vitamin E (Tocopherol)

Vitamin E ist das **wichtigste fettlösliche Antioxidans.** Durch Vitamin C kann Vitamin E teilweise regeneriert werden.
Tocopherol verzögert die Lipidoxidation (Umwandlung von ungesättigten Fettsäuren in gesättigte) und trägt zur Stabilisierung der Zellmembranen bei. Außerdem verhindert es Ablagerungen an den Gefäßinnenwänden und wirkt der Arteriosklerose entgegen, verlangsamt das Altern der Haut, verhindert die Klumpenbildung von Blutplättchen – **Schutz vor Herzinfarkt** und **Thrombosenbildung**. Es wird auch in der Behandlung von rheumatischen Erkrankungen und Diabetes sehr erfolgreich eingesetzt.

Der empfohlene **Tagesbedarf** beträgt 12 mg.

Von verschiedenen Forschern wird inzwischen eine Zufuhr von 100 – 200 mg/Tag empfohlen, z.B. bei herzkranken Personen, Rauchern, Personen unter Strahlen- oder Chemotherapie ...

Vorkommen vor allem:

- Pflanzenöle, insbesondere Weizenkeim- und Olivenöl
- Pflanzenfette (Margarine)
- Nüsse
- Sojabohne

Beta-Carotin (Provitamin A)

Beta-Carotin ist die Vorstufe von Vitamin A und nimmt neben Vitamin C und Vitamin E einen **wichtigen Platz als Radikalfänger** ein. Beta-Carotin hemmt das Wachstum von Krebszellen, ist ein bedeutender Faktor in der Krebsvorsorge, verringert das Risiko, an Arteriosklerose zu erkranken, schützt auch die Herzkranzgefäße und stärkt die Sehkraft.

Der **Tagesbedarf** beträgt 15 – 20 Milligramm.

Solche Mengen sind durch die Nahrung nicht erreichbar, daher ist eine zusätzliche Gabe als Nahrungsergänzung empfehlenswert.

Vorkommen vor allem:
- frisches Obst und Gemüse (speziell gelb- und orangefärbig)
- dunkelgrünes Blattgemüse
- Karotten

Ubichinon ***(Q10)***

Ubichinon wurde erstmals 1957 aus dem Rinderherzen gewonnen und daraus ergibt sich auch die Bedeutung von Q10 in der Therapie von Herzerkrankungen. Ubichinon ist ein **lebenswichtiger Bestandteil** der Mitochondrien (Zellbestandteil) und spielt als Coenzym eine Schlüsselrolle in der Atmungskette. Es erfüllt eine weitere Aufgabe als Radikalfänger im Fettgewebe und unterstützt Vitamin E.

Am meisten ist Q10 im Herzmuskel enthalten. Ein Mangel kann daher zu verminderter Herztätigkeit führen.

Der **Tagesbedarf** ist nicht genau bekannt – man vermutet etwa 100 mg – und steigt mit zunehmendem Alter, da die körpereigene Synthese von Q10 ab dem 40. Lebensjahr nachlässt.

Vorkommen vor allem:
- Fleisch (Herz, Leber)
- Fisch
- Eier
- Pflanzenöle (Weizenkeim-, Maiskeimöl)

Unterstützung für die optimale Fettverbrennung

Garcinia

Garcinia cambogia ist eine kürbisähnliche Frucht von der Größe einer Orange, gedeiht im südostasiatischen Raum und stammt von der Malabar-Tamarinde, einer Art des Johannisbrotbaums. Schon seit Jahrhunderten wird Garcinia von der einheimischen Bevölkerung wegen ihres nahrungsphysiologischen Wertes geschätzt. Außerdem ist bekannt, dass diese Frucht einen extrem hohen Anteil an natürlicher Zitronensäure enthält, die eine **optimale Fettverbrennung** gewährleistet, weiters den **Aufbau von Depotfetten bremst und den Abbau der unerwünschten Fettpolster fördert.**

Carnitin

Carnitin wurde 1905 aus Fleisch isoliert und ist chemisch ein aminosäureähnlicher Stoff. Ab 1960 wurde die Bedeutung von Carnitin im Hinblick auf einen **geregelten Fettstoffwechsel** und die **Verbrennung der körpereigenen Fette** erkannt. Ohne ausreichendes Vorhandensein von Carnitin können die Fettsäuren das Innere der Mitochondrien nicht erreichen. Der Brennstoff Fett kann dann nicht vollständig verbrannt werden. 99,5% des körpereigenen Carnitins entfallen auf Muskulatur, Herz, Leber und Niere.

Aus der Tatsache, dass Carnitin in der Fettverbrennung eine entscheidende Rolle spielt, kann nicht geschlossen werden, dass die bloße Einnahme von Carnitin überschüssiges Fett verbrennt. Allerdings wirkt es sicher unterstützend beim Abnehmen in Kombination mit Dinner Cancelling, verbunden mit Sport und mehr Bewegung.

Vorkommen vor allem:

- Milch
- Fleisch (Lamm, Schaf)

Vitamin C

Neben der wichtigen Rolle als Radikalfänger fördert es auch den **Abbau von überschüssigem Cholesterin** und die Anhebung von „gesundem" HDL-Cholesterin. Vitamin C garantiert auch den Transport des Schilddrüsenhormons Thyroxin bis zur Fettzelle und **ermöglicht** so die **optimale Fettverbrennung**.

Algen

Algen enthalten neben wichtigen Nähr- und Vitalstoffen eine große Menge Eiweiß. Zur Verwertung dieser Stoffe ist ein höherer Energieaufwand nötig. Diese Energie wird **aus den Fettreserven entnommen** und so logischerweise mehr Fett verbrannt.

Chrom

Auch in diesem Kapitel weisen wir auf die Wichtigkeit einer ausreichenden Chromzufuhr hin! (Siehe S. 51)

Mineralstoffe

Mineralstoffe werden – im Gegensatz zu den Vitaminen – bei der Verarbeitung von Lebensmitteln nicht zerstört und sind daher in der Nahrung ausreichend vorhanden. Da jedoch Lebensmitteln teilweise Mineralien (Kochsalz und Phosphate) zugesetzt werden, kann eventuell eine zu hohe Aufnahme erfolgen. Andererseits besteht bei den Mineralien Magnesium und Kalzium die Gefahr einer zu niedrigen Zufuhr, wodurch das Entstehen von Herzerkrankungen und Osteoporose begünstigt wird.

Natrium

Bindet Wasser im Körper außerhalb der Zellen und trägt zur gesunden Spannung im Gewebe bei.

Der **Tagesbedarf** beträgt 2 – 5 Gramm.

Vorkommen:
zusammen mit Chlor im Kochsalz (Natriumchlorid), empfehlenswert ist jedoch die Verwendung von Meer- oder Steinsalz wegen des breiten Spektrums an Mineralien und der besseren biologischen Verwertbarkeit

Mangelerscheinungen:
Bei starkem Schwitzen, anhaltenden Durchfällen oder heftigem Erbrechen wird zu viel Natrium ausgeschieden.

Auswirkungen:
- niedriger Blutdruck
- Herzjagen
- Muskelkrämpfe
- Unruhe
- Müdigkeit
- Nervosität

Überdosierung:
- Wasseransammlungen (Ödeme)
- Kopfschmerzen
- erhöhter Blutdruck

Kalium

Befindet sich im Gegensatz zu Natrium vorwiegend in den Zellen. Es nimmt eine **zentrale Stellung im Stoffwechsel der Zelle** ein, insbesondere beim Aufbau von energieliefernden Phosphorverbindungen und bei der Funktion von Muskel- und Nervenzellen.

Der **Tagesbedarf** beträgt 2 –3 g.

Vorkommen:

- Obst und Gemüse (Bananen und Marillen haben den höchsten Gehalt an Kalium.)
- Kartoffeln
- Sojabohne

Mit einer normalen Kost wird der tägliche Kaliumbedarf problemlos gedeckt.

Mangelerscheinungen:
Bei übermäßigem Schwitzen, länger anhaltendem Durchfall, heftigem Erbrechen, Missbrauch von Abführmitteln und wasserausscheidenden Arzneimitteln.

Auswirkungen:

- Erschöpfung
- Herzrhythmusstörung
- Muskelkrämpfe
- Muskelschwäche

Überdosierung:
Bei Niereninsuffizienz (eingeschränkte Nierenfunktion) kann es zu einem erhöhten Kaliumspiegel im Blut kommen. Die Symptome sind ähnlich den Mangelerscheinungen. Bei einer gesunden Niere kann es nicht zu einer Überdosierung kommen, da das überschüssige Kalium ausgeschieden wird.

Magnesium

Ist unentbehrlich für die **Übertragung der** vom Gehirn ausgesandten **Nervenimpulse** zu den Muskeln. Magnesium hat auch besondere Bedeutung für die normale Funktion von Herz und Kreislauf. Es schützt die Gefäße und ist besonders wichtig bei der Behandlung von Herzrhythmusstörungen. Hypertoniker (Menschen mit hohem Blutdruck) weisen häufig einen niedrigen Magnesiumspiegel auf. Ebenso soll bei Muskelkrämpfen immer auch an die Möglichkeit eines Magnesiummangels gedacht werden. Magnesium gilt allgemein als **das Stress-Mineral**.

Bei Stressbelastung ist auch der Magnesiumbedarf erhöht, der über die Ernährung nicht ausreichend gedeckt wird. Dieser Mangel kann zu nervösen Erscheinungen, Reizbarkeit bis zur Depression führen. In solchen Fällen sollte unbedingt zusätzlich Magnesium eingenommen werden.

Der **Tagesbedarf** beträgt 300 – 400 Milligramm, bei Belastungen 400 – 700 Milligramm.

Vorkommen:
- Vollkornprodukte
- Hülsenfrüchte
- Sojabohne
- Salat und Gemüse
- Hirse

Mangelerscheinungen:
- Muskelzittern, -zucken, -krämpfe
- Herz-Kreislaufstörungen
- Herzrhythmusstörungen
- Müdigkeit
- Nervosität
- Konzentrationsprobleme
- Schwindelanfälle

Überdosierung:
Normalerweise wird überflüssiges Magnesium über die Nieren ausgeschieden.

Phosphor

Spielt eine wichtige Rolle beim Aufbau von **Knochen und Zähnen** sowie bei der Umsetzung von Nahrungsenergie in **Muskelkraft**.

Der **Tagesbedarf** beträgt ca. 1 Gramm.

Vorkommen:
- Milch und Milchprodukte
- Getreide
- Fisch
- Fleisch

Vielen Lebensmitteln (z.B. Würsten) wird Phosphat (Phosphor in Verbindung mit Sauerstoff) zugesetzt.

Mangelerscheinungen sind nicht bekannt, da die Nahrung immer ausreichend Phosphat enthält.

Überdosierung:
- Hyperaktivität von Kindern (extreme Unruhe)

Kalzium

Gehört zu den zehn häufigsten Mineralien der Erdrinde. Der menschliche Organismus enthält ca. 1 kg, davon 99% in Knochen und Zähnen. Es regelt die Erregbarkeit der Nerven und Muskeln, die Blutgerinnung, stärkt die Zellwände und das Immunsystem bei allergischen Reaktionen.

Der **Tagesbedarf** beträgt 800 – 1000 Milligramm.

Vorkommen:
- Milch und Milchprodukte
- Getreide
- Nüsse

Mangelerscheinungen:
- Brüchigkeit der Knochen (Osteoporose)
- Herzrhythmusstörungen
- Bluthochdruck
- „Ameisenlaufen" in Armen und Beinen
- brüchige Fingernägel
- Haarausfall

Überdosierung:
Die früher vertretene Auffassung, dass eine hohe Kalziumzufuhr zu Nierensteinen führen kann, ist nicht bewiesen und manche Studien weisen sogar auf das Gegenteil hin.

Die richtige Ernährung

Drei wichtige Punkte, die unbedingt zu beachten sind, wenn jemand sich und seine Familie richtig und gesund ernähren möchte:

- **Statt Zucker: Honig, Ahornsirup usw.**
- **Statt Auszugsmehl: Mehl aus dem vollen Korn**
- **Statt denaturierter Fette: Erstpressöle**

Das Frühstück sollte immer aus Müsli oder Vollkornprodukten (Brot, Weckerln, Semmeln) bestehen. Auf unserem Frühstückstisch steht täglich ein großer Obstteller, wo auch die Kinder gerne zugreifen, wenn das Obst schön und appetitlich hergerichtet und aufgeschnitten ist. So beginnt für die Kinder der Tag mit guter Energie und sie sind sichtlich leistungsfähiger und aktiver, wenn der Schulalltag anfängt.

Die **Getreidenahrung** aus dem ganzen Korn ist **die** Ur- und Naturnahrung des Menschen. Verschiedene Naturvölker kennen die ernährungsbedingten Krankheiten unserer Gesellschaft nicht, da sie alles Essbare so nehmen, wie es wächst, ohne Zerkleinerung und Veränderung. Sie bereiten die Speisen auf einfache Art und Weise zu, deshalb bleiben alle darin vorhandenen Nähr- und Vitalstoffe erhalten.

Aus dem vorigen Kapitel „Vitamine, Spurenelemente und Mineralstoffe“ wird auch deutlich ersichtlich, wie wichtig Vollkornprodukte für unsere Gesundheit sind. Wenn wir Auszugsprodukte essen, **fehlen** gegenüber dem vollen Korn

- 70 – 80% aller Mineralstoffe
- 70 – 100% aller Vitamine und
- alle Ballaststoffe.

Wir sehen, was wir uns Tag für Tag entgehen lassen, wenn wir uns „normal" ernähren. So weit wie möglich zu vermeiden ist auch Industriezucker. Er ist ein chemisch reines Kohlenhydrat, das im Laufe der Herstellung sämtliche Vitamine, Mineralstoffe und Spurenelemente verliert.

Vitalstofftabelle nach Dr. M. O. Bruker

	Weißmehl mg pro kg	**Vollkornmehl mg pro kg**
Provitamin A	0,0	3,3
Vitamin B1	0,7	5,1
Nikotinsäureamid	7,7	57,0
Pantothensäure	23,0	50,0
Vitamin E	0,0	24,0
Kalium	1150,0	4730,0
Kalzium	60,0	120,0
Eisen	7,0	44,0

Zusammenfassend kann gesagt werden, dass eine Ernährungsform mit möglichst naturbelassenen Lebensmitteln sowie eine schonende Zubereitung optimal sind.

Vollkornprodukte **sättigen** weitaus mehr als Auszugsmehlprodukte. Das bedeutet einen langsamen Anstieg und ebenso langsamen Abfall des Zuckerspiegels im Blut und dass ein Hungergefühl später und nicht so massiv auftritt. Siehe auch Kapitel: Chrom.

Im Fernen Osten zählt **Sojatopfen oder Tofu** (aus gelben Sojabohnen gewonnen) zu den Grundnahrungsmitteln. Mittlerweile ist die positive Wirkung von Soja auch in unseren Breiten bekannt und geschätzt. Soja enthält **hochwertiges, pflanzliches Eiweiß**, kein Cholesterin, hat wenig Kalorien, aber viele Vitamine und Mineralstoffe. Soja hinterlässt im Magen und Darm **keine schädigenden Stoffwechselrückstände**, es entstehen **keine Fäulnisprodukte** im Darm.

Sie werden bald entdecken, wie vielseitig **Kochen mit Soja** ist. Probieren Sie ruhig verschiedene Zubereitungsmöglichkeiten aus, lassen Sie sich inspirieren!

- Mit Sojawürfeln und Gemüse können Sie rasch ein köstliches, fett- und kalorienarmes, aber sehr vitaminreiches Gericht zubereiten.
- Für Krautrouladen wäre Sojagranulat statt Faschiertem eine Alternative.
- Sojaschnitzel natur oder paniert auf den Tisch gebracht, wird Ihre Lieben ebenfalls erfreuen.

Das Kochen mit Soja ist außerdem sehr **preisgünstig** (ca. 250 g Soja ersetzen 750 g Fleisch). Da es keine Brat- oder Kochverluste gibt, bleiben 100 Gramm am Ende des Zubereitungsvorganges noch immer 100 Gramm. Zum Würzen gibt es eigene Mischungen für Sojagerichte in jeder Fachdrogerie oder Bio-Stube. Besorgen Sie sich Soja-Rezepte und wagen Sie sich an das neue Koch- und Geschmackserlebnis. Sie werden begeistert sein!

Vor dem Mittagessen sollte immer **Rohkost** (verschiedene Salate) gegessen werden. Rohkostsalate sind arm an Kalorien, aber reich an Vital- und Ballaststoffen. Dr. Bruker empfiehlt folgende Kombination:

- Grünes Blatt
- Gemüse von oberhalb der Erde
- Wurzelgemüse

Wenn Rohkost zu Beginn der Mahlzeit gegessen wird, kann der Organismus die Nähr- und Vitalstoffe optimal verwerten und die Verdauungssäfte aktivieren.

Marinade – Dressing – Salatsauce

- Nur naturbelassene Erstpressöle verwenden. Sie enthalten einen hohen Anteil an hoch ungesättigten Fettsäuren.
- Nur naturvergorenen Essig oder frisch gepressten Zitronensaft verwenden.
- Pikant und abwechslungsreich wird die Marinade mit Sanoghurt, Kefir, Topfen oder Sauerrahm.
- Nur wenig, besser noch kein Kochsalz verwenden. Würzen Sie mit Kräutern.
- Statt der Prise Zucker etwas Honig oder Ahornsirup in die Salatsauce geben.
- Angekeimtes Getreide oder Sojakeimlinge, selbst gezogen im Keimgerät (erhältlich in Reformhäusern), eignen sich vorzüglich zum Untermischen und Bestreuen diverser Salate. Keimlinge sind vor allem besonders vitalstoffreich.

(Thema Marinaden, siehe: Hermine Klein, Naturküche, Rezeptsammlung Nr. 5, Gesunde Salate rund ums Jahr)

Nach dem Essen sollte Obst gegessen werden, da frische Obstsorten, vor allem Äpfel und Weintrauben (enthalten **Reservatol** – eine krebshemmende Substanz), wertvolle Radikalfänger sind.

Rezepte für eine gesunde Ernährung

Buchweizenmüsli:
(Rezept für 4 Personen)

Zutaten:
14 EL Buchweizen, ganz
4 Äpfel
Zitronensaft
4 EL geriebene Nüsse
2 Bananen oder Obst nach Saison

Am Vorabend Buchweizen mit Wasser (kalt) bedecken und über Nacht stehen lassen. Am Morgen Äpfel raffeln und mit dem Zitronensaft sofort unter den Buchweizen mischen. Bananen schneiden und ebenfalls dazugeben, mit grob geriebenen Nüssen bestreuen und servieren.

- Bei Buchweizenmüsli kann man fallweise geschlagenes Schlagobers unterziehen – ein Sonntagsmüsli!
- Statt Buchweizen 3 – 4 EL grob geschroteten Weizen über Nacht einweichen und dann wie oben verarbeiten.

Fastensuppe:

Zutaten: Kartoffeln, Karotten, Sellerie, Porree, Petersilienwurzel, div. Kohlsorten, Zwiebeln, Tomaten, rote, scharfe Paprika, Kümmel, Muskat, Pfefferkörner, Lorbeerblatt, Liebstöckl, Ingwerpulver, 3 EL grob geschroteter Dinkel

Gemüse, alle Gewürze und Dinkel mit kaltem Wasser zustellen und eine halbe bis eine Stunde kochen. Kein Salz zufügen! Um etwas geschmackliche Abwechslung während der Fastenwoche zu haben, kann man täglich eine der Zutaten verstärkt verwenden. Die Suppe gilt als wertvolles Getränk.

Basensuppe Frieda:

Zutaten: 4 – 5 rohe geschälte Kartoffeln
Wurzelwerk aus Karotten, Petersilie, Sellerie, gelber Karotte
1 l Gemüsebrühe
Lorbeerblatt, Thymian, Majoran, Salz, Kümmel
4 EL Sauerrahm
2 EL Vollmehl
1 EL frische Kräuter

Wurzelwerk waschen und in größere Stücke schneiden, Kartoffeln halbieren und alles in der Gemüsebrühe kochen lassen. 10 Minuten vor dem Garwerden Salz, Lorbeerblatt, Kümmel, Majoran und Thymian beigeben. Alles mit Mixer oder Sieb (flotte Lotte) pürieren. Sauerrahm mit Mehl verquirlen, die fertige Suppe damit legieren und mit frisch gehackten Kräutern servieren.

Gemüsestrudel mit Käsesauce:

(2 kleine Strudel für ca. 4 Personen)

Zutaten: 300 g fein gemahlenes Dinkelmehl
1 Ei
1/4 l Schlagobers
1 Prise Meersalz
1 gequirltes Ei zum Bestreichen

Füllung: 250 g Karotten
200 g Zwiebeln
1/2 kleines Weißkraut
2 EL Butter
Kräutersalz

Sauce: 2 EL Butter
10 dag Gorgonzola
aufgefangener Gemüsesaft
10 dag milder Käse
2 EL Tomatenmark
125 g Obers
Pfeffer

Mehl, Ei, Obers und Salz zu einem glatten Teig verkneten, am besten über Nacht ruhen lassen. Für die Füllung das Gemüse raffeln, in Butter dünsten und würzen. Auf einem Sieb abtropfen lassen, dabei den Saft für die Sauce auffangen. Den Teig auf einer bemehlten Fläche dünn zu 2 Vierecken ausrollen. Ein Viereck auf ein gebuttertes Backblech legen, die Füllung in die Mitte geben, die Ränder von allen Seiten übereinander klappen und auf eine Hälfte des Backbleches schieben. Mit dem verquirlten Ei bestreichen und mit einer Gabel einige Male einstechen. Mit dem zweiten Strudel genauso verfahren. 40 bis 50 Minuten bei ca. 180 ° backen. Kurz vor Ende der Backzeit die Sauce zubereiten. Butter schmelzen, Käse dazugeben und zerlassen. Mit dem Gemüsesaft aufgießen, leise köcheln lassen, mit Tomatenmark, Obers und etwas gemahlenem Pfeffer abschmecken.

Reislaibchen:

(Rezept für 4 Personen)

Zutaten: 1 Tasse Reis
2 – 2 1/2 Tassen Gemüsebrühe
1 Zwiebel
1 kleine Karotte
1 kleines Stück Sellerie
1 Ei
1 EL Majoran
Salz

Mehl oder Brösel zum Binden
Öl oder Kokosfett

Suppe mit dem Reis aufkochen und ca. 3/4 Stunden ausquellen und abkühlen lassen. In der Zwischenzeit Zwiebel fein hacken, Karotte und Sellerie raffeln, alles zu dem ausgekühlten Reis geben, mit dem Ei vermengen, mit Majoran und Salz würzen und je nach Bedarf mit Mehl oder Bröseln binden. Diese Masse wieder etwas ziehen lassen, mit nassen Händen Laibchen formen und entweder in Vollkornbröseln wenden und rasch ausbacken oder auf ein gefettetes Blech geben und im Rohr backen. Die Laibchen sollen knusprig sein.

- Dieses Rezept kann man mit allen Getreidearten abwandeln, bei Grünkern etwas Senf zugeben.
- Das Getreide kann auch grob geschrotet und dann gequollen zubereitet werden.

Gedünstete Paradeiser „italienisch“:

(Rezept für 4 Personen)

Zutaten:
1/2 kg Paradeiser
2 Zwiebeln
4 Knoblauchzehen
weißer Pfeffer
Kräutersalz
Oregano
1 TL Honig
Olivenöl

Zwiebeln und Knoblauch grobblättrig schneiden und in wenig Olivenöl glasig andünsten. Paradeiser waschen und in grobe Würfel schneiden, kurz mit den Zwiebeln mitdünsten und mit den Gewürzen abschmecken.

Gemüse-Tofulaibchen:

Zutaten:
200 g Tofu
50 g Karotten
50 g Sellerie
50 g frische Schwammerl
20 g Schalotten
50 g Heidenmehl
Meersalz, Pfeffer, Curry
frisch gehackte Petersilie
etwas Pflanzenöl

Tofu mit einem Tuch abtupfen, Karotten, Sellerie und Tofu mit einer Krenreibe fein reiben. Schwammerl und Schalotten fein hacken und alles zusammenmischen. Heidenmehl und gehackte Petersilie darunter mischen, mit Meersalz, Pfeffer und Curry abschmecken. Etwa eine Stunde in den Kühlschrank geben. Kleine Laibchen formen, in einer Teflonpfanne goldbraun anbraten und im Backrohr 5 Minuten bei mäßiger Hitze fertig backen.

Überbackene Polenta:

(Rezept für 4 Personen)

Zutaten Polenta:
200 g Polenta (Maisgrieß)
3/4 l Wasser
2 Gemüse-Brühwürfel
30 g Butter

Belag:
300 g Mozzarella
6 feste Tomaten oder 4 – 6 EL Tomatenmark
10 schwarze Oliven
4 Knoblauchzehen
40 g Parmesan
5 EL Olivenöl

Gewürze: 1/2 Bund Basilikum
Pfeffer
Oregano
Rosmarin
Kräutersalz

- Wasser und die Gemüse-Brühwürfel zum Kochen bringen. Die Polenta einstreuen und unter ständigem Rühren bei ganz milder Hitze 10 bis 15 Minuten ausquellen lassen. Butter einrühren. Die Polenta auf ein leicht geöltes Backblech etwa 1 cm dick aufstreichen und auskühlen lassen. (Die Polenta kann bereits am Vortag gekocht und aufgestrichen werden.)
- Oliven entkernen und grob hacken. Tomaten in dünne Scheiben und den Knoblauch in Blättchen schneiden. Basilikumblätter fein hacken. Die Polenta mit den Tomatenscheiben belegen oder mit Tomatenmark bestreichen. Knoblauchblättchen, Oliven und Basilikum darauf verteilen. Mit Kräutersalz, Pfeffer, Oregano, Rosmarin und Parmesan bestreuen. Das Olivenöl darüber träufeln. Im vorgeheizten Backrohr auf der obersten Schiene bei 200 Grad C 6 bis 8 Minuten backen. Mozzarella in dünne Scheiben schneiden, auf die Polenta legen und weitere 10 bis 15 Minuten überbacken.

Gemüserisotto mit Curry:

Zutaten: 30 g Butter
30 g Vollkornreis
je 100 g Karotten, gelbe Rüben, Kohlrabi, Mais, Erbsen, Zucchini
3 geschälte Tomaten
1 gehackte Zwiebel
1 roter Paprika
1/4 l Weißwein
3/4 l Gemüsebrühe

2 EL gehackte Petersilie
Kräutersalz
Curry

Das Gemüse würfeln und mit der Zwiebel anschwitzen, den Reis dazugeben und mit Curry würzen. Mit Wein ablöschen und unter Rühren nach und nach mit der Brühe aufgießen. Wenn der Reis die gewünschte Konsistenz aufweist, mit Salz und der gehackten Petersilie abschmecken. Als Beilage passen Blattsalate und Kürbiskernöl.

Gurkengemüse oder Kürbisgemüse:
(Rezept für 4 Personen)

Zutaten:
2 Gurken oder 1 Kürbis, mittelgroß
2 Zwiebeln
Öl
etwas Kümmel
Dille
Paprikapulver
Salz
4 EL Sauerrahm
2 EL Mehl
weißer Pfeffer
gehackte Petersilie zum Bestreuen

Grob gehackte Zwiebeln in etwas Öl glasig andünsten, würfelig geschnittenes Gemüse dazugeben und kurz dünsten, mit Kümmel, Paprika, Salz und weißem Pfeffer abschmecken. Den mit Mehl verrührten Sauerrahm einrühren und nochmals aufwallen lassen, mit gehackter Petersilie bestreut servieren.

7 Gemüse, Tofu und Ananas in süß-saurer Sauce:
(Rezept für 4 Personen)

Zutaten:
20 dag Tofu
5 EL Sojasauce
5 EL Sherry oder Weißwein
2 EL Honig
2 EL Paradeismark
1 kleine Zwiebel
3 Knoblauchzehen
1 gelber Paprika
10 dag Karotten
5 dag Petersilienwurzel
10 dag Lauch
20 dag Erbsenschoten
20 dag Brokkoli
10 dag Sojasprossen
20 dag frische Ananas
1/2 EL Maisstärkemehl (Maizena)
frischer Ingwer
Chili

- Tofu kleinwürfelig schneiden. Ingwer auf einer Küchenreibe fein raspeln. Sojasauce, Sherry oder Weißwein, etwas weniger als 1/8 l Wasser, Honig, Paradeismark, Ingwer und Chili vermischen. Tofu zugeben, vermengen und ca. 1 Stunde ziehen lassen. Tofuwürfel abseihen, Marinade auffangen und beiseite stellen.
- Zwiebel schälen und fein hacken. Sämtliches Gemüse putzen und waschen. Paprika in 1 cm breite Streifen, Karotten in 1/2 cm breite Stifte, Petersilienwurzel in hauchdünne Scheiben und Lauch in 1 cm breite Streifen schneiden. Erbsenschoten halbieren, Brokkoli in kleine Röschen teilen. Ananas in kleine Stücke schneiden.
- In einer großen Pfanne oder einem Wok Öl erhitzen, Zwiebel und zerdrückten Knoblauch zugeben und anschwitzen. Paprika und Ka-

rotten dazu und unter ständigem Rühren ca. 3 Minuten braten. Petersilienwurzel, Lauch, Erbsenschoten, Brokkoli, Sojasprossen, Ananas und den marinierten Tofu zugeben und unter ständigem Rühren weitere 3 Minuten braten.

- Gemüsemischung mit der reservierten Marinade aufgießen, umrühren und zugedeckt 7 Minuten köcheln. Falls nötig, noch ein wenig Wasser zugießen. Das Gemüse sollte nach der Fertigstellung noch bissfest sein. Stärkemehl mit 2 EL kaltem Wasser verrühren, unter das Gemüse mischen und kurz aufkochen lassen. Gemüse auf einer Platte anrichten und am besten mit Naturreis servieren.

Rote Rüben mit Kokos:

(Rezept für 4 Personen)

Zutaten:
2 rote Rüben, mittelgroß
2 Äpfel
4 EL Öl
Saft von 1 Zitrone
1 EL Kümmel
Kräutersalz
3 EL Kokosraspeln

Die roten Rüben unter fließendem Wasser bürsten, Äpfel waschen. Rüben und Äpfel raffeln und mit den oben genannten Zutaten vermengen und servieren.

Karfiolrohkost mit Petersilie:

(Rezept für 4 Personen)

Zutaten:
1 Karfiol
1 Zwiebel
1 Bund Petersilie
Saft von 1 Zitrone

3 EL Sonnenblumenöl
Kräutersalz

Marinade aus Öl, Zitronensaft und Kräutersalz herstellen. Petersilie waschen und grob hacken oder zupfen, Zwiebel fein hacken und zur Sauce geben. Karfiol waschen und in ganz kleine Röschen teilen, mit der Marinade vermengen, ca. 1/4 Stunde ziehen lassen und servieren.

Kohlrabirohkost mit Schlagobers:
(Rezept für 4 Personen)
Zutaten:
4 kleinere Kohlrüben
2 EL Öl
1/8 l Schlagobers
weißer Pfeffer

Marinade aus flüssigem Schlagobers, Öl und weißem Pfeffer zubereiten. Kohlrüben schälen und in die vorbereitete Marinade hineinraffeln, gut durchmischen und servieren.

Grüner Salat mit Champignons:
(Rezept für 4 Personen)
Zutaten:
1 großer grüner Salat
4 kleinere Champignons
1 Bund Schnittlauch
1 EL Senf
2 Knoblauchzehen
Kräutersalz
4 EL Distelöl
1/2 TL Honig
Zitronensaft

Öl, Senf, Salz, die zerdrückten Knoblauchzehen und Honig cremig rühren, dann den Zitronensaft dazugeben, eventuell etwas Wasser. Champignons waschen, feinblättrig schneiden und gleich in die Marinade geben. Salat waschen, vorsichtig untermengen, mit Schnittlauch bestreuen und sofort servieren.

Sellerierohkost mit Nüssen:
(Rezept für 4 Personen)

Zutaten:
1 Sellerie, mittelgroß
2 Äpfel
Saft von 1 Zitrone
4 EL Öl
Kräutersalz
4 EL grob geriebene Haselnüsse
1 Bund Petersilie

Sellerie und Äpfel raffeln und sofort mit dem Zitronensaft, Öl, Salz und den Haselnüssen vermengen, mit gehackter Petersilie bestreut servieren.

Vogerlsalat mit Sesam:
(Rezept für 4 Personen)

Zutaten:
15 dag Vogerlsalat
2 EL Sesam
2 EL Apfelessig
2 EL Sesamöl
Kräutersalz

Vogerlsalat gut waschen, mit Essig, Öl, Salz und Sesam vermengen und servieren.

Kastanienauflauf:

Zutaten:
- 20 dag Butter
- 40 dag passierte Kastanien
- 12 dag Nüsse oder Mandeln
- 16 dag Honig
- 8 Eier
- 2 EL Rum
- Salz, Zimt, Zitronenschale

Die Butter mit dem Honig und den Dottern schaumig rühren, die Gewürze, die gekochten, passierten Kastanien und die Nüsse oder Mandeln dazugeben. Nun schlägt man das Eiweiß mit einer Prise Salz steif und hebt diesen Schnee unter die Kastanienmasse. In eine gut gefettete Auflaufform füllen und bei mäßiger Hitze 40 Minuten backen.

Grieß-Topfenknödel:

Zutaten:
- 1/4 kg Topfen
- 1 Ei
- 1 Stück Butter
- 3 EL Sauerrahm
- Salz
- Muskat
- Vollgrieß

Der Topfen wird mit einem Stück erweichter Butter, dem ganzen Ei, Salz, Muskat, Sauerrahm und so viel Vollgrieß verarbeitet, dass ein fester Teig entsteht. Diesen lässt man 1 Stunde kühl rasten. Dann formt man mit nassen Händen Knödel, legt sie in kochendes Salzwasser ein und lässt sie – je nach Größe – 10 bis 15 Minuten ziehen. Wenn sie gar sind, werden sie mit gebräunter Butter, Zimt und Honig oder mit Kompott serviert.

Trinken, trinken, trinken!

Ich empfehle **Tee, kohlensäurearmes Mineralwasser und Leitungswasser**.
Mengenmäßig werden keine Grenzen gesetzt. Ein Glas, gefüllt mit Leitungswasser (energetische Aufbereitung empfehlenswert) oder grünem Tee, steht immer auf meinem Schreibtisch. Wer gerne Früchtetee trinkt, sollte diesen eher am Vormittag zu sich nehmen. Nachmittags ist Kräutertee oder grüner Tee empfehlenswert. Achten Sie bei medizinischen Tees (Kamille, Schafgarbe, Johanniskraut ...) darauf, eine Art nur längstens 3 Wochen zu trinken.

Vormittags trinke ich Tee auch kalt. Am Nachmittag ist warmer Tee mit Honig gesüßt eine wirksame Maßnahme gegen ein eventuell auftretendes Hungergefühl und zum Regulieren des Blutzuckerspiegels. Abends liebe ich Kräutertee.

Nachstehend verrate ich Ihnen eines meiner Lieblingsrezepte für einen **Abendtee**:

25 g Baldrianwurzel
20 g Passionsblume
20 g Weißdornblüten
20 g Melissenblätter
15 g Lavendelblüten
15 g Pfefferminze

Die Teemischung wird mit heißem Wasser (70 – 80 Grad) überbrüht. Der Tee muss 10 Minuten ziehen und kann mit Honig gesüßt werden.

Stevia statt Zucker

Jeder Ernährungsbewusste weiß, dass der Verzehr von Industriezucker verschiedenste gesundheitliche Störungen hervorruft.

Regelmäßiger Zuckerkonsum führt nachweislich zu:

- Karies
- Entkalkung von Zähnen und Knochen, da für die Zuckerverarbeitung im Stoffwechsel Kalzium benötigt wird.
- Blutzuckerschwankungen
- Altersdiabetes
- Magenschleimhautentzündungen
- Vitamin-B-Mangel (Zucker ist ein Vitamin-B-Räuber, da er als isoliertes Kohlenhydrat zur Verstoffwechselung Vitamine der B-Gruppe benötigt.)
- Hyperaktivität bei Kindern
- Fettleber
- Übergewicht
- Akne
- Krebs
- Colitis
- Schwächung des Immunsystems
- Depressionen
- Herzinfarkt

Dr. Otto Bruker weist anhand von Krankheitsfällen aus seiner Praxis in seinem Buch **„Zucker! Zucker!“** darauf hin, dass bei einer zuckerfreien Ernährung Krankheitsbilder wieder abheilen, falls Organe nicht dauerhaft geschädigt sind.

Bekannt ist auch, dass nur zwei Teelöffel Zucker die Aktivität der weißen Blutkörperchen für einen halben Tag um die Hälfte vermindern und so das Immunsystem gravierend geschwächt wird.

Viele Menschen wissen um die gesundheitlichen Gefahren und Folgen für das Körpergewicht.

Andererseits ist die Lust auf Süßes angeboren und Gedanken an Süßigkeiten oder Mehlspeisen sind mit angenehmen Gefühlen verbunden. Der kurzfristige Gaumenkitzel und das damit verbundene Lust- und Glücksgefühl beim Verzehr einer Süßspeise zählen bei vielen Menschen mehr als die verstandesmäßigen Überlegungen bezüglich der Nachteile des Zuckerkonsums.

Viele Menschen sind sich der **negativen Folgen des Zuckerkonsums** für Gesundheit und Gewicht bewusst und entscheiden sich daher für die **Einnahme von künstlichem Süßstoff** im Glauben, dass dieser eine gesunde Alternative sei. Werden doch all diese Produkte wie Saccharin, Cyclamat, Aspartam, Nutra Sweet, Canderel etc. von der Süßstoffindustrie als „moderne, geschmacklich attraktive und gesunde Lebensmittel" angepriesen. Mittlerweile wird jedoch von vielen Ernährungswissenschaftlern **eindringlich vor diesen Süßstoffen gewarnt.** So besteht nach wie vor der Verdacht auf krebserregende Wirkung und nach einer 1994 beschlossenen EU-weiten Regelung sind Süßstoffe für Säuglinge und Kleinkinder streng verboten worden. Weiters wird vor allem von Aspartam – bei uns in Produkten wie Diät-Cola, Vitaminbonbons, Eiscreme etc. enthalten – abgeraten. Professor Richard Wurtman in den USA: „Aspartam lässt die Tyrosin-Konzentration im Gehirn um 300 Prozent steigen."

Zu viel Tyrosin kann zu
- Kopfschmerzen
- Depressionen

- Übelkeit
- epileptischen Anfällen
- Gedächtnisstörungen

führen.

Als Abbauprodukte von Aspartam sind Formaldehyd und Methanol, für den Menschen giftige Stoffe, nachgewiesen worden. Formaldehyd gilt als krebsauslösende Substanz.

So ist es also nicht verwunderlich, dass immer mehr Menschen nach gesunden Alternativen für Zucker oder künstlichem Süßstoff Ausschau halten.

Als gesunde Lösung, den Hunger nach Süß zu befriedigen, wurde glücklicherweise eine seit Jahrhunderten bei Indianern Paraguays bekannte Pflanze auch in unseren Breiten entdeckt:

Stevia rebaudiana

Dieses unscheinbare, pfefferminzähnliche Kraut aus Südamerika wird von den Indianern, die damit schon seit jeher ihren Mate-Tee süßen, liebevoll „Honigblatt" oder „Süßes Glück" genannt.

Sie wissen auch um die **Heilwirkung dieser Süßpflanze** bei

- Diabetes
- Bluthochdruck
- Hautproblemen
- Verdauungsstörungen
- Verletzungen
- Erschöpfung

Das Stevia-Blatt ist zehn- bis zwanzigmal so süß wie Zucker, hat aber keine Kalorien. Der weiße Steviosid-Auszug hat sogar bis zu 300-mal so viel Süßkraft.

Bekannt ist auch die **positive Wirkung** dieser Pflanze **auf Seele und Gemüt**. Stevia wird das süße Glück genannt, weil es auf der emotionalen Ebene harmonisierend und stabilisierend wirkt.

Antonio Bertoni, ein südamerikanischer Naturforscher, schrieb schon 1901 nach einigen Jahren Erfahrung mit der Süßpflanze: „Ein paar kleine Blätter sind ausreichend, um eine Tasse starken Kaffee oder Tee zu süßen. Außerdem gibt es keinerlei giftige Substanzen, die ihren Gebrauch einschränken." 1918 berichtete er nach wissenschaftlichen Studien: „Stevia ist nicht nur nicht toxisch, sondern im Gegenteil gesund."

Bis heute wurde noch **keinerlei gesundheitsschädliche Wirkung** von Stevia festgestellt. Ganz im Gegenteil kann eindeutig auf sehr viele **gesundheitsfördernde Aspekte**, ja sogar auf verschiedenste **Heilwirkungen** hingewiesen werden.

Stevia enthält

- sehr süß schmeckende Glykoside
- mindestens 31 essentielle Öle
- viele Mineralstoffe
- Chlorophyll
- Enzyme
- Vitamine
- Flavonoide

Der **Chlorophyllgehalt** wirkt nachweislich **antibakteriell**. Der bei **Haarausfall** bekannte positive Effekt ist wahrscheinlich auf die **östrogenähnliche Wirkung** der **Flavonoide** zurückzuführen. In Südamerika wird Stevia nach wie vor zum Süßen von Tee und Speisen verwendet, aber auch eingesetzt, um die Verdauung zu fördern, und bei Müdigkeit und Erschöpfung.

Stevia ist in Brasilien offiziell als **Heilmittel für Diabetiker** anerkannt, da klinische Studien beweisen, dass diese Pflanze die Glukosetoleranz verbessert, den Blutzuckerspiegel senkt und nicht nur ein nebenwirkungsfreies, sondern auch gesundes Süßmittel für Diabetiker ist.

Zu empfehlen ist Stevia auch bei **Candida-Pilzbefall**, da sie nicht wie Zucker den Pilz füttert, sondern neben der **antibakteriellen** auch eine **antifungizide Wirkung** entfaltet. Als Folge wird das Pilzwachstum eingedämmt.

Als **Wundheilmittel** eingesetzt, wirkt Stevia bei Ekzemen, Akne, Schuppenflechte und anderen Hautproblemen, äußerlich aufgetragen und zusätzlich innerlich eingenommen. Die in den Blättern enthaltenen **Enzyme** und **das Chlorophyll** wirken heilend.

Die **antibakterielle Wirkung** der Süßpflanze ist auch sehr positiv bei allen **Problemen im Mundbereich** wie Karies, Zahnfleischbluten, Zahnbelag und Zahnfleischentzündungen. Der hohe Gehalt an **Vitamin C** und **Chlorophyll** dämmt unerwünschtes Bakterienwachstum im Mund ein und Entzündungen heilen rascher. Außerdem enthält Stevia **viele Mineralstoffe und Spurenelemente** wie Magnesium, Kalzium, Mangan, Zink, Silizium und Zinn, wodurch ein basisches Milieu entsteht, in dem Streptokokken und Lactobazillen nicht gedeihen.

Stevia ist mittlerweile in vielen Reformhäusern, Naturkostläden und Apotheken in Form von Blättern, Pulver oder flüssigem Kräuterextrakt erhältlich. Sogar Stevia-Pflanzen und -Samen für den eigenen Garten können bei aufgeschlossenen Gartenbaubetrieben erstanden

werden.
Äußerlich werden Stevia-Blätter oder -Extrakt als Schönheits- oder Wundheilmittel in Form von Masken oder Umschlägen verwendet.

Zum Süßen von Tee können Stevia-Blätter gleichzeitig mit dem zu bereitenden Getränk aufgegossen werden. Es ist auch möglich, die Blätter der Süßpflanze zu zerreiben und verschiedenen Speisen beizumengen. Stevia-Extrakt kann entweder im Reformhaus gekauft oder selbst hergestellt werden, indem man einen Teelöffel Pulver mit warmem Wasser in einer 30-ml-Pipettenflasche (Apotheke) vermischt und gut schüttelt. Ein solches Fläschchen können Sie statt des herkömmlichen Süßstoffes immer griffbereit in der Handtasche haben, um auch auswärts Kaffee oder Tee kalorienfrei und gesund zu süßen.

TIPP für Dinner Canceller:

Stevia hat keine Kalorien und dämpft Naschsucht, Heißhunger und Appetit auf fettige und ungesunde Speisen.
Süßen Sie daher vor allem den Nachmittags- oder Abendtee mit Stevia!

Der grüne Tee – ein besonderes Getränk

Ärztezeitung 21.4. 1999:
Grüner Tee unterdrückt Tumorwachstum
Interessante Ergebnisse bei Tierversuch

Stockholm. Bekanntlich ist das Trinken von grünem Tee mit einer ***niedrigen Inzidenz von Krebs der Lunge und der Speiseröhre*** *assoziiert. Unklar war bisher, wie dieses Getränk das Tumorwachstum unterdrücken kann. Jetzt haben Forscher am Karolinska-Institut in Stockholm entdeckt, dass die Teepflanze Substanzen enthält, die die Neubildung von tumorversorgenden Gefäßen unterdrückt.*
Bei Mäusen gelang es den Forschern, Wachstum und Ausbreitung von Lungentumoren zu verhindern, die durch die Aktivität des Zellhormons VEGF (vascular endothelial growth factor) mit neuen Gefäßen versorgt werden. Die Tumorhemmung gelang bei Tieren, die Tee tranken, nicht dagegen bei Tieren, die reines Wasser tranken. Der Tee enthält die Substanz Epigallocatechin, und zwar in Mengen, die im Blut von Menschen nach dem Trinken von zwei bis drei Tassen Tee erreicht werden. Wie die Forscher im Wissenschaftsmagazin „Nature" (398, 1999, 381) berichteten, unterdrückt Epigallocatechin das Wachstum von Endothelzellen in vitro. Die Beobachtung könnte eine Erklärung dafür sein, warum regelmäßiger Genuss von grünem Tee verhindert, dass Tumore entstehen können.

Der grüne Tee **regt die Verdauungssäfte an** und ist imstande, die durch die Nahrung zugeführten freien Radikale zu deaktivieren. Daher sollte statt Kaffee besser grüner Tee nach dem Essen getrunken werden.

Die Teepflanze ist ein immergrüner Strauch, der eine Höhe von über zehn Meter erreichen kann. Die Blätter und die jungen Triebe werden in den Sommermonaten, teilweise aber auch schon ab März geerntet. In den Teeplantagen finden wir strauchartige Teepflanzen, die ca. 1 m hoch sind. Mit Ausnahme von wenigen Plantagen in Malaysia und Japan, auf denen die Pflückung maschinell erfolgt, ist die Ernte nach wie vor Handarbeit. Viele verschiedene Qualitätsmerkmale wie Blattgröße, Aussehen, die allerersten Knospen nach der Winterpause u.a. liefern dem Teeliebhaber wertvolle Hinweise über die Güte des Tees.

Der Unterschied zwischen grünem Tee und schwarzem Tee besteht darin, dass beim Schwarztee die Blätter nach dem Ernten fermentiert werden, d.h. die Blätter werden gerollt und so brechen die Blattzellen auf, der Saft verbindet sich mit dem Sauerstoff der Luft. Es kommt zu einer Oxidation und zu Gärungsprozessen. Anders beim grünen Tee, wo die Blätter nur gedämpft werden und so viel mehr Inhaltsstoffe der Teepflanze erhalten bleiben.

Viele Legenden ranken sich um die geschichtlichen Wurzeln dieses köstlichen Getränks: So soll der chinesische Kaiser Shen Nung 2700 v. Chr. die heilsame und wohltuende Wirkung des grünen Tees zufällig entdeckt haben. Als er auf einem seiner Feldzüge unter einem Baum rastete, wurde auf einer Feuerstelle Wasser gekocht. Dabei fielen einige Teeblätter in seinen Topf. Der Kaiser nahm dieses Getränk zu sich und war hellauf begeistert. Sogleich erkannte er die belebende, heilsame Wirkung dieses Tees. Shen Nung wird daher als Pionier des grünen Tees bezeichnet. Diese Vorliebe breitete sich bald im ganzen Land aus. Buddhistische Mönche brachten den grünen Tee auch nach Japan und Indien.

Wissenswertes über die Zubereitung:

Lassen Sie das Teewasser kochen und kurz abkühlen. Die Temperatur beträgt nach 5 Minuten ca. 70°. Bei der Dosierung wird allgemein ein gehäufter Esslöffel pro 1/2 Liter Wasser empfohlen. Mein persönliches Maß ist ein Teelöffel pro 1/2 Liter Wasser. Es sollen bei der Dosierung immer der eigene Geschmack und das individuelle Gefühl ausschlaggebend sein. Die Teeblätter sollen Platz haben, um sich zu entfalten. Teestrümpfe oder Tee-Eier eignen sich nicht. Am besten, Sie verwenden eine Kanne, die ein Sieb hat, das so groß wie die Kanne ist. Jeder Tee kann mehrfach aufgebrüht werden. Ich empfehle, die Ziehzeiten und Anzahl der möglichen Aufgüsse kinesiologisch oder radiästhetisch auszutesten bzw. von auf diesen Gebieten fachkundigen Personen austesten zu lassen. Ein einmal verwendeter Tee sollte spätestens am nächsten Tag aufgebraucht werden. Er kann so lange im Sieb bleiben, wo auch die restliche Flüssigkeit abtropfen kann. Thermoskannen schaden der Teewirkung nicht, Stövchen und Heizplatten hingegen sehr.

Wichtige Inhaltsstoffe:

Der grüne Tee beinhaltet eine Vielzahl wirksamer Substanzen:

- Aluminium
- ätherische Öle
- Catechine
- Eisen
- Flavonoide
- Fluor
- Gerbstoffe
- Kalium
- Kalzium
- Koffein
- Kupfer
- Magnesium
- Mangan
- Molybdän
- Nickel
- Saponine
- Vitamine A, B1, B2, B12, C und E
- Zink
- Tannin

Die Saponine (bioaktive Substanzen) binden bereits im Darm überflüssige Fette. Sie werden ausgeschieden, statt sich in Fettdepots anzusammeln. Außerdem normalisiert und stabilisiert sich auch der Blutfettspiegel.

Das B-Vitamin Thiamin versorgt das Gehirn mit Energie. Sie sind trotz Nahrungsabstinenz fit und leistungsfähig.

Zusammenfassend kann gesagt werden, dass grüner Tee durch den hohen Gehalt an Tannin ein optimaler Radikalfänger ist. Wenn das Risiko „freie Radikale" ausgeschaltet wird, können **Alterungsprozesse verlangsamt und verschiedenste gesundheitliche Störungen** (siehe: Die Wirkung von freien Radikalen) **ausgeschaltet werden**. Wie schon am Anfang dieses Kapitels im Zeitungsbericht (Ärztezeitung v. 21.4.99) erwähnt wird, verdient die im grünen Tee enthaltene organische Verbindung Epigallocatechingallat (kurz EGCG) besondere Beachtung. Wurde doch bereits die **krebshemmende Wirkung** dieser Verbindung wissenschaftlich bewiesen, wodurch sie sicher als wichtigster Inhaltsstoff der Heilpflanze Tee betrachtet werden kann. Weiters wirkt EGCG auch als **Schutz vor Thrombosen** und **verringert deutlich Herz- und Kreislauferkrankungen**. Nachweislich ist der Prozentsatz dieser Erkrankungen in Japan, wo grüner Tee tagein tagaus getrunken wird, weitaus geringer als in unseren Breiten. Der Wirkstoff EGCG **reguliert** ebenso **den Blutzucker**. Somit kann grüner Tee für Diabetiker und für Dinner Canceller am Nachmittag auch diesbezüglich eine wertvolle Hilfe sein. Der Appetit wird durch den grünen Tee gebremst, die **Fettverbrennung gefördert** und die harntreibende Komponente **begünstigt die Entschlackung**. Die durch Nahrungsentzug gebildeten Zwischenprodukte des Fettstoffwechsels, die eine Übersäuerung zur Folge haben, werden durch den **basischen** grünen Tee neutralisiert.

So wünsche ich Ihnen nun, dass Sie grünen Tee nicht nur der heilwirksamen und gesund erhaltenden Kräfte wegen zu schätzen lernen, sondern dass Sie das Teetrinken in Ihrem Tagesplan fix als Ritual verankern.

Wie die Taoisten im Teetrinken einen Weg zur Stille sehen, eine Möglichkeit, abzuschalten und die innere Stimme klarer zu vernehmen, möge vor allem das abendliche Teetrinken ein Weg sein, wieder in Einklang mit Gott und der Welt zu kommen.

Wasser – ein Lebenselixier, eine kostbare Medizin

Des Menschen Seele gleicht dem Wasser.
Vom Himmel kommt es, zum Himmel steigt es
und wieder nieder zur Erde muss es,
ewig wechselnd.

(Johann Wolfgang von Goethe)

Kurier vom 7.5.1999

Tipp des Tages: Wasser gegen Blasenkrebs
Wer viel trinkt, schützt sich vor Blasenkrebs. Sechs Gläser Wasser am Tag halbieren die Krebsgefahr. Jedes weitere Glas verringert das Risiko um je 7 %. Die aufgenommene Flüssigkeit verdünnt den Urin und begrenzt den direkten Kontakt zwischen Krebssubstanzen und Blasenwänden.

Ärztewoche vom 19.5.1999

Trinken gegen Krebs *– Risiko für Blasenkarzinom lässt sich um die Hälfte reduzieren.*
Boston: Männer mit einer täglichen Flüssigkeitsaufnahme von zweieinhalb Litern senken ihr Risiko, ein Blasenkarzinom zu bekommen, deutlich – im Vergleich zu jemandem, der nur 1,3 Liter trinkt, sogar um die Hälfte. Das ist das Ergebnis einer Studie der Harvard School of Public Health mit fast 50.000 Männern. Wie die Autoren berichten, ist der Effekt besonders groß bei Rauchern. Einen besonders positiven Effekt hatte Wasser, andere Getränke hatten keinen deutlichen Einfluss.

Die Bedeutung von Wasser in unserem Körper:

Unser Körper besteht zu 25 Prozent aus festem Material und zu 75 Prozent aus Wasser, dem Lösungsmittel. Daraus ergibt sich bereits die Tatsache, dass Wasser der wichtigste Bestandteil des menschlichen Körpers ist und bei vielen Vorgängen eine bedeutende Rolle spielt. Andererseits führt der Mangel an Wasser bei bestimmten physiologischen Vorgängen zu verschiedensten Krankheiten. Es sollte also immer Augenmerk auf eine etwaige Störung des Wasserhaushaltes bei der Behandlung von Symptomen gelegt werden. Es ist auch bewiesen, dass chronische **Dehydrierung** *(Austrocknung)* des Körpers zu vielen gesundheitlichen Problemen führt und eine ausreichende tägliche Wasserzufuhr notwendig ist, damit man gesund bleibt bzw. gesund wird. Eine gezielte Verteilung von Wasser im Organismus ist überhaupt erst Voraussetzung, damit die Versorgung der Organe mit Wasser und den darin gelösten Nährstoffen gewährleistet ist. Im System der Wasserverteilung hat das Gehirn Vorrang. Das Gewicht des Gehirns beträgt zirka 1/50 des Körpergewichtes, die Menge des dorthin fließenden Blutes beträgt fast ein Fünftel der gesamten Blutmenge. Wenn nun die Wasserversorgung in diesem Bereich knapp wird, machen sich verschiedene Alarmsignale bemerkbar, die diese Unterversorgung anzeigen.

Unsere moderne Gesellschaft glaubt, Tee, Kaffee, Alkohol oder chemisch hergestellte Getränke seien ein Ersatz für das natürliche Wasser, das ein strapazierter, gestresster Körper braucht. Da jedoch all diese Getränke dehydrierende (Wasser entziehende) Elemente enthalten, rauben sie noch Wasser aus den Reserven des Körpers. Die Werbung sorgt außerdem dafür, dass besonders Kinder süchtig nach Cola, Limonaden oder anderen industriell hergestellten Getränken sind. Viele Eltern sind sich der gesundheitlichen Gefahren des übermäßigen Konsums dieser Produkte nicht bewusst. Oftmals werden Kinder nicht dazu erzogen, Wasser zu trinken, sodass infolge der Gewöhnung an die vielfältigen Geschmacksrichtungen oben genannter Getränke das Bedürfnis nach Wassertrinken nicht mehr verspürt wird.

Wir sollten aber wissen: Es ist grundsätzlich nicht möglich, das Wasser, das der Körper braucht, durch vorgefertigte Getränke zu ersetzen! *(siehe: F. Batmanghelidj, Wasser, die gesunde Lösung, S. 20)*

Zusammenfassend kann gesagt werden, dass alle Abläufe im Organismus erst durch das Wasser möglich sind und die ausreichende Versorgung mit diesem Lebenselixier unumgänglich ist. Nur durch gezielte Verteilung von Wasser wird garantiert, dass alle transportierten Substanzen, Nährstoffe, Hormone etc. unsere Organe erreichen. Eigenartig erscheint auch die Tatsache, dass viele Mangel an etwas haben, was im Überfluss fast kostenlos und frei verfügbar vorhanden ist.
Der Körper sendet verschiedene Durstsignale aus, wobei der **„trockene Mund"** bereits **das letzte äußere Anzeichen** für extreme Dehydrierung ist, also ein Warnsignal für eine schon seit längerer Zeit bestehende Wasserknappheit im Organismus.

Wassermangel im Körper führt daher zu unterschiedlichen Symptomen, die letztlich als Krankheiten bezeichnet werden. Die meisten Menschen können jedoch Wasser als natürliches Heilmittel nicht annehmen und verschließen sich einer Chance, durch tägliches ausreichendes Wassertrinken die durch Dehydrierung verursachten Probleme zu beseitigen.

Wenn nun Durstsignale bemerkt werden, sollte der Körper unbedingt mit Wasser versorgt, statt mit chemischen Mitteln behandelt werden, da in einem solchen Fall Schäden an den Körperzellen entstehen können.

Mit zunehmendem Alter trocknet der Körper immer mehr aus, wenn die Durstsignale immer weniger wahrgenommen werden. Der Ruf des Körpers nach Wasser wird meistens nicht beachtet, sondern im

Gegenteil mit Medikamenten behandelt. So erfolgt eine stete **Beeinträchtigung der Zellaktivitäten**, da ausreichend Wasser für geordnete Zellfunktionen notwendig ist. Wie alle Pflanzen und Bäume die Kraft des Wassers zum Gedeihen brauchen, hat dieses Lebenselixier beim Menschen eine **wichtige Funktion** in allen Bereichen des **Körperstoffwechsels**.

Mittlerweile gibt es auch Hinweise, dass **chronische Schmerzen**, die nicht durch Verletzungen oder Infektionen verursacht sind, als **Signal für Wassermangel** in dem jeweiligen Körperbereich, als lokaler Durst, interpretiert werden können.

Zu diesen chronischen Schmerzen gehören:

- Verdauungsbeschwerden
- Schmerzen bei rheumatoider Arthritis
- Herzbeschwerden beim Laufen oder im Ruhezustand
- Schmerzen im unteren Rücken
- Schmerzen in den Beinen beim Laufen
- migräneartige oder katerähnliche Kopfschmerzen
- Darmbeschwerden und damit verbundene Verstopfung

(siehe: F. Batmanghelidj, Wasser, die gesunde Lösung, S. 33)

Sogar die gefürchtete **Alzheimer-Krankheit** dürfte nach neuesten Forschungen im Zusammenhang mit chronischer Dehydrierung des Körpers einhergehen, mit einer **Austrocknung der Gehirnzellen**. Im dehydrierten Zustand gehen viele Funktionen der Gehirnzellen verloren, vor allem das Transportsystem, das die Botenstoffe zu den Nervenenden führt, ist nicht mehr voll funktionsfähig.

Wir Eltern sollten uns stets der Verantwortung unseren Kindern gegenüber bewusst sein, dass die **Erziehung zum täglichen ausreichen-**

den Wassertrinken ein wesentlicher Teil der Gesundheitsfürsorge ist. Stattdessen schleppen viele Erwachsene Tag für Tag literweise Cola-Getränke oder andere industriell gefertigte Limonaden nach Hause. Ein **gesundes, konzentrationsfähiges Gehirn** braucht genügend Wasser und nur Wasser! Bei länger anhaltender Dehydrierung werden viele Gehirnfunktionen beeinträchtigt. Und es ist fast verwunderlich, wie wenige Eltern einen Zusammenhang zwischen falschem, ungesundem Trinkverhalten und **negativen Schulleistungen** ihrer Kinder erkennen. Auf die Bedeutung des Wassertrinkens weisen auch Kinesiologen immer wieder hin, da mithilfe des Muskeltests die vorhandene Energie im Körper gemessen werden kann und signifikant eine Verbesserung des Energiepegels nach dem Konsumieren von Leitungswasser nachgewiesen wird.

Im **Magen- und Darmbereich** beginnen Probleme meist damit, dass im Organismus nicht genug Wasser vorhanden ist und daher **wichtige Verdauungsvorgänge nicht geregelt** ablaufen können. Der ätzende, säurehaltige Inhalt des Magens darf nicht den Darm erreichen, bevor er neutralisiert wurde, da die **Darmwände keine Schutzschicht gegen die Säure** besitzen. Als Abwehrmaßnahme zieht sich die Klappe am Magenausgang anders zusammen als im Normalzustand. Das so genannte **Sodbrennen** gilt weiters als Alarmzeichen.

Bei **rheumatoiden arthritischen Schmerzen** in Gelenken sollte beachtet werden, dass die Knorpeloberfläche der Knochen in einem Gelenk viel Wasser enthält und **Schmerzen** oft ein **Anzeichen für Wassermangel** in der Knorpelsubstanz sind.

Nach verschiedenen Erfahrungsberichten scheint auch **Migräne durch Dehydrierung** zu entstehen. Wassermangel im Körper verringert das Blutvolumen, das Gehirn und die Organe werden weniger durchblutet. Eine weitere Folge der **Verengung der Blutgefäße** ist **erhöhter Blutdruck**.

Wassertrinken – eine Hilfe bei Übergewicht

Unser Gehirn erkennt sofort, wenn der Energiespiegel zum Erfüllen aller notwendigen Funktionen zu niedrig ist, und die Signale Durst oder Hunger melden sich. Die Bedürfnisse nach Wasser sind besonders dringend, da nicht nur die Energielieferung, sondern das Transportsystem vom Wasser abhängig ist. Oft erkennen wir aber ein Durstgefühl nicht und halten sowohl Hunger- als auch Durstgefühl für das Verlangen nach Essen. **Als Folge essen wir, wenn der Körper Wasser braucht.**

Unsere Aufmerksamkeit muss nun so weit geschärft werden, dass die beiden Gefühle getrennt erkannt werden. Es ist auch günstig, **vor dem Essen Wasser zu trinken**. Wir essen dann nicht mehr zu viel, um eigentlich den Durst nach Wasser zu befriedigen.

WICHTIG:

- Der Körper braucht täglich mindestens sechs bis acht Gläser (jeweils ca. 1/4 Liter) Wasser. Als weiterer Richtwert gilt: 30 ml pro Kilogramm Körpergewicht.
  Beispiel: Bei 60 kg Körpergewicht sollten Sie täglich zirka 1,8 Liter Wasser trinken.
- Alkohol, Kaffee, Tee, Suppe etc. zählen nicht als Wasser!
- Eine halbe Stunde vor jeder Mahlzeit ein Glas Wasser trinken, am Vormittag zusätzlich ein Glas, am Nachmittag und vor dem Schlafengehen die restliche Menge zu sich nehmen.
- Achten Sie genauer auf Ihr Durstgefühl! Wenn Sie wieder mehr trinken, registrieren Sie dieses Signal immer besser. Stillen Sie zu allen Zeiten den Durst!
- Trinken Sie hauptsächlich Leitungswasser! Wenn das Leitungswasser in Ihrem Wohngebiet mit Schwermetallen oder chemischen Stoffen verunreinigt ist, besorgen Sie sich einen Filter für Ihren Wasserhahn in der Küche. Vergessen Sie aber nicht, diesen Filter regelmäßig zu

reinigen oder auszutauschen. Eine energetische Aufbereitung wäre außerdem zu empfehlen.
- Als Alternative zu Leitungswasser kann kohlensäurefreies Mineral- oder Quellwasser getrunken werden.

Homöopathische Schlankheitstropfen

Homöopathie ist eine wertvolle Hilfe bei der Durchführung des Dinner Cancelling. Besorgen Sie sich in Ihrer Apotheke homöopathische Tropfen zur Entschlackung, Aktivierung der Fettverbrennung und Wasserausscheidung. Es sollten je 10 Tropfen vor dem Frühstück, dem Mittagessen und statt dem Abendessen eingenommen werden, bzw. nach Gefühl beliebig oft zusätzlich. Die Tropfen dämpfen ein eventuell auftretendes Hungergefühl. Vor allem ist diese Zusammenstellung rein biologisch und vollkommen unschädlich ohne irgendeine Nebenwirkung.

Ölziehen – eine Volksheilmethode aus der Ukraine

Ölziehen, eine Methode, die in den achtziger Jahren im Rahmen eines Referates von Dr. F. Karach, Teilnehmer der Tagung des Allukrainischen Verbandes der Onkologen und Bakteriologen, vorgestellt wurde, weist in Russland und Indien eine jahrhundertelange Tradition auf. Mittlerweile hat dieser einfache, natürliche Weg zur Entgiftung und Anregung von Heilvorgängen auch in unseren Breiten viele Anhänger gefunden.

Dr. Karach führt aus, dass durch das Saugen oder Schlürfen des Öls in der Mundhöhle der gesamte Organismus angeregt wird, angesammelte Schlacken, Verdauungsrückstände, Gifte in Organen, Gelenken und im Blut auszuscheiden.

Weiters berichtet Dr. Karach von einem sehr breiten Anwendungsbereich des Ölziehens, da sowohl akute Störungen als auch langwierige chronische gesundheitliche Probleme geheilt werden können. Er selbst konnte mithilfe des Ölgurgelns eine chronische Blutkrankheit, an der er 15 Jahre gelitten hatte, ebenso wie Arthrose vollkommen ausheilen.

Er empfiehlt das konsequente Hin- und Herziehen von Öl in der Mundhöhle Patienten mit folgenden Belastungen:

- Kopfschmerzen
- Bronchitis
- Zahnprobleme
  - Zähne werden wieder fest
  - Zähne werden sichtbar weißer
  - Zahnfleischbluten hört auf
- Kiefer- und Stirnhöhlenprobleme
- Seh- und Hörstörungen
- Chronische Blutkrankheiten
- Arthrose
- Ekzeme
- Magen- und Darmprobleme
- Herzbeschwerden
- Nierenleiden
- Frauenkrankheiten
- Lähmungen
- Nervenerkrankungen
- Lungenerkrankungen

- Schlaflosigkeit
- schwaches Immunsystem – Anfälligkeit für Infekte

u.v.m.

Vor allem weist er auf den positiven vorbeugenden Aspekt, die Stärkung des Immunsystems, hin, da alle Erreger ausgeschieden werden, noch bevor sie ihr Unwesen im Körper treiben können.

In Kombination mit Dinner Cancelling ein wunderbarer Weg, um gesund zu bleiben oder gesund zu werden. Besonders erwähnenswert finde ich die Einfachheit der beiden Methoden und die nachweislich große Wirkung, die erzielt wird.

Das Ölziehen bewirkt eine

- Entgiftung und Entschlackung des Körpers

- Stärkung der Abwehrkräfte

- Verbesserung des Allgemeinbefindens

- Ankurbelung der Selbstheilungskräfte des Körpers

(siehe: Margot Hellmiß, Gesund und fit mit der Ölziehkur, Südwest, S. 9)

Worauf Sie beim Ölziehen achten sollten:

1. Verwenden Sie am besten kalt gepresstes Sonnenblumenöl. Es hat die meiste Sonnenenergie gespeichert, da die Sonnenblume ihren Kelch stets der Sonne zuwendet. In der russischen Volksmedizin wird zum Ölziehen ausschließlich Sonnenblumenöl empfohlen. Verschiedene Befürworter dieser Methode raten mittlerweile auch zu Distelöl oder Erdnussöl, jeweils kalt gepresst.

2. Die Spülung sollte am Morgen vor dem Frühstück und vor dem Zähneputzen mit nüchternem Magen vorgenommen werden. Um den Heilprozess zu beschleunigen bzw. bei chronischen Beschwerden, kann dreimal täglich jeweils mit nüchternem Magen (vor dem Essen) gespült werden. Eventuell vorhandene Zahnprothesen sollten nach Möglichkeit entfernt werden, da das Öl mit der Mundschleimhaut in Berührung kommen sollte.

3. Die empfohlene Menge für eine Spülung beträgt maximal 1 Esslöffel – minimal 1 Teelöffel. Ratsam ist es, mit 1 Teelöffel zu beginnen und die Dosis langsam zu steigern.

4. Das Öl sollte ohne Hast und Mühe in beschaulichem Zustand (nicht gleichzeitig Frühstück bereiten oder Geschirr waschen ...) im Mund gesaugt, gespült, durch die Zähne gezogen werden.
Es ist zuerst dickflüssig und wird durch Verbindung mit dem Speichel nach und nach dünnflüssiger. Nach etwa 15 – 20 Minuten kann das Öl-Speichel-Gemisch ausgespuckt werden, vorausgesetzt, dass es weiß wie Milch ist. Eine Gelbfärbung wäre ein Zeichen, dass die Spüldauer zu kurz war.
Wem die Zeitspanne des Ölziehens unbehaglich ist, der möge mit 5 Minuten beginnen und von Tag zu Tag steigern.

5. Das Öl darf nicht hinuntergeschluckt werden, da sich im Öl-Speichel-Gemisch große Mengen von Bakterien, verschiedene Krankheitserreger und andere schädliche Substanzen befinden (unter einem 600-fachen Mikroskop nachweisbar). Die Flüssigkeit sollte ausgespuckt (Waschbecken oder Toilette) und anschließend das Becken gründlich gereinigt werden.
Aber keine Panik: Wenn Sie unabsichtlich hin und wieder Öl verschlucken, werden die Giftstoffe über die Verdauung ausgeschieden oder bei der nächsten Ölspülung wieder über die Mundhöhle entsorgt.

Bei häufigem Verschlucken ist es allerdings ratsam, von dieser Entgiftungsmethode Abstand zu nehmen.
Wer über einen längeren Zeitraum diese Methode anwenden möchte (es gibt keine Überdosierung), sollte allerdings aus Umweltschutzgründen das ausgespuckte Öl-Speichel-Gemisch in einem Behälter sammeln und zu einer entsprechenden Altölsammelstelle bringen.

6. Ein wichtiger Punkt ist die Reinigung der Mundhöhle nach dem Ausspucken. Dieser Vorgang sollte idealerweise so lange wie das Ölziehen dauern (ca. 15 Minuten) und mit destilliertem oder abgekochtem Wasser (10 Minuten kochen lassen!) vorgenommen werden. Ein paar Tropfen Teebaumöl können beigemengt werden. Jeweils einige Minuten lang wird das Wasser im Mund hin- und herbewegt, ausgespuckt und der Vorgang mit frischem Wasser wiederholt. Anschließend gründlich die Zähne putzen!
   Wer vom zeitlichen Ablauf diesen Reinigungsvorgang nicht in seinen Tagesplan einbauen kann, sollte wenigstens am Wochenende so vorgehen.

7. Die Ölspülungen sollten so lange erfolgen, bis sich im Organismus die ursprüngliche Kraft und Frische und ruhiger Schlaf wieder eingestellt haben, mindestens jedoch über einen Zeitraum von 4 – 6 Wochen zwei- bis dreimal im Jahr. Sehr viele Anhänger dieser einfachen, aber sehr wirksamen Methode zur Erhaltung der Gesundheit bauen ganzjährig den Vorgang des Ölziehens als Ritual in ihren Tagesplan ein. So wird der Körper Tag für Tag unterstützt, Gifte und Schadstoffe, die mit der Atemluft oder durch die Nahrung aufgenommen werden, auszuscheiden.

Wichtig ist, dass Sie das tägliche Ölspülen mit Freude und im Wissen um die wichtige Bedeutung für Körper und Seele als Reinigungsritual betreiben, den Aspekt der Psychohygiene beachtend. So können Sie sich z.B. auch vorstellen, dass alle negativen Gedanken und Gefühle gleichzeitig mit den Erregern und Bakterien ausgespuckt werden und Sie so Gelassenheit und inneren Frieden erlangen.

TIPP für Dinner Canceller:

Durch das Ölziehen und die damit verbundene Stimulierung der Speicheldrüsen im Mund werden Enzyme freigesetzt, die den Verdauungsorganen signalisieren, dass hochwertige Nahrung (Fett) im Anmarsch ist. Dadurch werden Magen, Darm und Leber aktiv und produzieren u.a. Enzyme zur Fettverdauung und Fettverbrennung. Da jedoch nicht wirklich Nahrung eintrifft, kann die Aktivierung der Verdauungsorgane, vor allem der Leber, zum Abbau von Altlasten genutzt werden. Wenn Sie also **am Abend** die Ölspülung durchführen, wird der Abbau der Fettzellen beschleunigt und Sie verlieren rascher das Übergewicht!

Schlank und gesund mit Aloe vera

Die Wüstenpflanze Aloe vera gilt als neues Wellness-Geheimnis und ist ein absolutes Multitalent. Die Aloe gehört seit Jahrtausenden zu den meistgenutzten Heilpflanzen. Schon Kleopatra und Nofretete kannten die **pflegenden und verjüngenden Eigenschaften** der Wüstenlilie. Aloe vera ist botanisch ein Liliengewächs. Mittlerweile ist wissenschaftlich erforscht, dass Aloe vera nicht nur für die Hautpflege ideal geeignet ist, sondern wegen ihres **hohen Nährstoffgehaltes** Ernährungssünden (zu hoher Zuckerkonsum, zu wenige Ballaststoffe, Mineral- und Vitalstoffverluste im Obst und Gemüse, Fastfood ...) optimal ausgleichen kann.

Außerdem wirkt sie

- **verdauungsfördernd**,
- **entschlackend** und
- bringt das **Säure-Basen-Gleichgewicht** des Körpers wieder in Ordnung.

Die Pflanze ist bekannt für ihren Top-Gehalt an Vitalstoffen, wobei einer besondere Beachtung verdient, da er in wenigen Nahrungsmitteln enthalten ist und beim Menschen nur bis zur Pubertät produziert wird. Dieser Biostoff heißt Acemannan und ist eine langkettige Zuckerverbindung.

Acemannan

- stärkt die **Abwehrkräfte**,
- hilft bei der **Entgiftung** des Körpers und
- ist ein wichtiger **Baustein für Haut, Knochen, Knorpel** und **Sehnen.**

TIPP für Dinner Canceller:

Eine Trinkkur mit Aloe vera über drei Monate erleichtert das Abnehmen, vor allem wegen der in der Pflanze enthaltenen lebenswichtigen Aminosäuren, die Muskeln aufbauen und Fett abbauen helfen.

- Trinken Sie täglich ca. 100 ml Aloe-vera-Saft oder -Gel, verteilt auf drei Portionen.
- Morgens auf nüchternen Magen, eventuell mit Fruchtsaft gemischt (Rezepte nachstehend).
- Vor dem Mittagessen wird Heißhunger gedämpft und das natürliche Hungergefühl wieder spürbar.
- Abends statt dem Abendessen eingenommen, versorgt die Aloe vera unseren Körper mit allen wichtigen Vital-, Mineral- und Ballaststoffen.

Ich persönlich nehme täglich abends Aloe-vera-Gel in einem schönen Weinglas zu mir.

Rezepte für Aloe-Mix-Getränke

- **Vitalisierend mit Zitrusfrüchten**

  Aloe-vera-Gel mit frisch gepresstem Orangen-, Zitronen- und Grapefruitsaft sowie mit energetisiertem Wasser mischen.

- **Fruchtig mit Kiwi**

  Eine Kiwi schälen, im Mixer mit Maracuja- und Orangensaft pürieren und ebenfalls Aloe-vera-Gel und energetisiertes Wasser beifügen.

- **Exotisch mit Ananas**

  Ananassaft, pürierte Banane, frisch gepressten Zitronensaft und Aloe-vera-Gel vermischen.

• **Erfrischend mit Zitrone**
Aloe-vera-Gel mit Mineralwasser, frisch gepresstem Zitronensaft (noch mehr Schlank-Vitamin-C) und zerkleinerten Eiswürfeln verrühren. Schmeckt wie Tonic Water!

• **Fit mit Apfel**
Aloe-vera-Gel mit naturtrübem Apfelsaft und Mineralwasser auffüllen. Wirkt wegen der Pektine im Apfel besonders verdauungsfördernd.

Ihrer Fantasie sind beim Erfinden von gesunden und interessant schmeckenden Aloe-Mix-Getränken keinerlei Grenzen gesetzt!

Fit und vital durch Bewegung

Ein wichtiger Punkt bei der Reduktion des Übergewichtes ist die **Bewegung an frischer Luft**. So wird der Sauerstoffumsatz erhöht. Wir wissen, dass die Zellen ausreichend mit Sauerstoff versorgt werden müssen, damit einerseits Energie gewonnen, andererseits der Abtransport der Schlackstoffe gewährleistet wird. Legen Sie aber Augenmerk auf das richtige Maß! Unser Körper setzt nämlich während sportlicher Betätigung Mechanismen in Gang, die notwendig sind, damit die durch diese Aktivitäten entstehenden freien Radikale auch zeitgerecht abgefangen werden, sodass keine Schäden entstehen können. Bei Extremsport werden jedoch zu viele freie Radikale produziert und die vorhin erwähnten Schutzmechanismen funktionieren nicht mehr richtig.
Mäßiges körperliches Training an der frischen Luft in Kombination mit Dinner Cancelling und gesunder Nahrung zu der von Ihnen als

ideal empfundenen Tageszeit **verbessert** den **Gesamtzustand des Muskelapparates**, die **Durchblutung der Organe** und **die Immunabwehr**. Vergessen Sie dabei nicht auf ausreichende Flüssigkeitszufuhr auch am Nachmittag und Abend!
Wichtig dabei ist, dass Sie **langsam** mit Ihrem Bewegungsprogramm beginnen und es **fix** in Ihren Tagesplan einbauen. Finden Sie eine körperliche Aktivität Ihrer Wahl und trainieren Sie anfangs nur 15 Minuten. Steigern Sie diese sportliche Betätigung nach persönlicher Kondition um jeweils 5 Minuten, bis Sie täglich 30 Minuten Bewegungsprogramm in Ihren Tagesablauf integrieren.
Der Körper darf **nicht** überfordert werden. Spüren Sie in sich hinein, welche Art von Bewegung und welche Zeitspanne täglich optimal für Sie passen!
Wer den Ausdauersport langsam und richtig angeht, wird seine Freude daran haben und man ist nie zu alt, um damit zu beginnen. Begehen Sie nicht den Fehler, dass Sie zu schnell anfangen, sonst könnten Sie wegen Überforderung die Freude verlieren. Wichtig sind **Konsequenz und Geduld**. Der untrainierte Körper braucht zum Beispiel rund sechs Wochen, bis er sich an eine halbe Stunde Laufen gewöhnt hat.

Nachstehend ein paar Anregungen für Ihr tägliches Bewegungsprogramm:

- Laufen
- Schwimmen
- Gymnastik bei offenem Fenster, eventuell mit Musik
- Radfahren im Freien oder mit dem Zimmerfahrrad
- rasches, zügiges Spazierengehen
- Stiegensteigen statt Liftfahren
- eine Station (Bus-, Straßenbahnfahrt) früher aussteigen, den Rest des Weges gehen oder laufen
- Langlaufen im Winter

Achtung:

Intensive Sonnenbestrahlung vermeiden, da UV-Strahlen zu vermehrter Bildung von freien Radikalen führen und es so zum körperlichen Zusammenbruch kommen kann!

Logischerweise sollte in Hinsicht auf die vermehrte Bildung von Radikalen auch auf Alkohol und Nikotin während oder nach dem Bewegungsprogramm verzichtet werden.

„Es ist also hochgefährlich, unmittelbar nach einer Anstrengung die Lungenbläschen mit den Radikalen einer Zigarette zu überfluten und möglicherweise dazu auch noch ein Glas Schnaps zu trinken. Bei solchen Extrembelastungen können mitunter auch lebensgefährdende Situationen entstehen." *(Huber/Worm, Länger leben, später altern, S. 312)*

Zu beachten ist weiters, dass die anfangs erwähnten Radikal-Fangmechanismen, die durch Sport aktiviert werden, gewisse Stoffe brauchen, damit sie ihr volles Potenzial entfalten können:

Carnitin

Wie schon im Kapitel „Unterstützung für die optimale Fettverbrennung" angeführt, wirkt Carnitin sehr hilfreich beim Abnehmen durch Dinner Cancelling, verbunden mit Sport und mehr Bewegung. Eine vollständige Verbrennung der Fette ist nur mit einem ausreichenden Carnitin-Spiegel möglich. In wissenschaftlichen Untersuchungen wurde außerdem die leistungssteigernde Wirkung von Carnitin immer wieder nachgewiesen. Günstig erscheint es daher, Carnitin vor allem in der Trainingsphase regelmäßig als Trinkampulle (0,2 – 0,6 g täglich) einzunehmen. Carnitin dichtet außerdem die Mitochondrien ab, die im Alter nachweislich brüchig werden, und wirkt positiv auf die Nervenzellen.

Selen

Selen ist ein wichtiger Radikalfänger und wird bei körperlicher Betätigung zum Schutz der Zellen und für die Entgiftung von Umweltbelastungen, wie Blei, Quecksilber und Kadmium, besonders gebraucht.

Zink

Da Zink wie Selen auch Baustein vieler Enzymsysteme ist, die freie Radikale einfangen und unschädlich machen, ergibt sich schon die Wichtigkeit der ausreichenden Zinkversorgung für eine optimal funktionierende Immunabwehr. Außerdem verhindert Zink die Aufnahme von Umweltgiften, was bei Sport im Freien von Vorteil ist.

dinner® CANCELLING group

Ziel dieser Zusammenkünfte ist ein näheres Kennenlernen des Dinner-Cancelling-Konzeptes und durch persönlichen Austausch unter Gleichgesinnten Hilfestellung zu geben, diese wahrhaft geniale Strategie besser zu verstehen und für sich zu nutzen.

Ort und Zeit werden bei Interesse bekannt gegeben.

In diesem Sinne soll das vorliegende Buch alle Anhänger und Interessierten begleiten, Hilfe und Wegweiser zu einer gesunden und bewussten Lebensweise sein.

Dank der sehr verständlichen Informationen über die gesundheitlichen Vorteile des Dinner-Cancelling-Konzeptes im Buch „Länger leben, später altern“ (ein Lehrbuch für Dinner Canceller!) hat sich mittlerweile eine beachtliche Zahl von Menschen entschlossen, diese einfache und natürliche Methode als Lebensphilosophie zu befolgen.

Unsere Aufgabe sehen wir darin, dieses Wissen zu verbreiten, Hilfestellung bei der Integration der hier vorgestellten Lebenseinstellung in den Alltag anzubieten und durch die regelmäßig an verschiedenen Orten stattfindenden Treffen der Dinner-Cancelling-Group-Interessierten Gelegenheit zum Erfahrungsaustausch zu schaffen. In dieser

Funktion reisen wir mittlerweile österreichweit umher und können immer wieder nur über das positive Echo staunen, das die Richtigkeit der Forschungsergebnisse der Medizin und Molekularbiologie bezüglich Dinner Cancelling voll und ganz bestätigt.
Bei Anfragen bezüglich Terminvereinbarungen für Vorträge zum Thema sowie für Auskünfte stehen wir gerne jederzeit zur Verfügung.

Dr. Leopold und Ingrid Leeb

Kaiser Franz Joseph Ring 27
A-2500 Baden
Tel. u. Fax: 02252/444 74

www.dinnercancelling.at

Dinner-Cancelling-Coach mit Zertifikat

Die Ausbildung ist für jeden geeignet, der

- sich mit der Dinner-Cancelling-Methode identifiziert
- gerne mit Gruppen arbeitet
- sich für Gesundheitsthemen interessiert

Themen:

- die Methode
- wissenschaftliche Erkenntnisse
- psychologische Aspekte
- Vortrags- und Präsentationsschulung

Die Ausbildung ermöglicht das Abhalten von Dinner-Cancelling-Vorträgen und das Leiten von Dinner-Cancelling-Gruppen.
Außerdem wird Weiterbildung und Erfahrungsaustausch in regelmäßig stattfindenden Supervisionsgruppen für Dinner-Cancelling-Coaches geboten.

Info:

Ingrid Leeb

Bibliografie

Bathmanghelidj, F.: **Wasser, die gesunde Lösung**, *VAK Verlags GmbH*
Dahlke, Rüdiger: **Gewichtsprobleme**, *Knaur*
Dietl/Ohlenschläger: **Handbuch der Orthomolekularen Medizin**, *Haug*
Dorcsi, Mathias: **Handbuch der Homöopathie**, *Orac*
Hellmiß, Margot: **Gesund und fit mit der Ölziehkur**, *Südwest*
Huber/Worm: **Länger leben, später altern**, *Maudrich*
Lange-Ernst, M.: **Grüner Tee**, *Humboldt*
Klein, Hermine: **Naturküche**, *Fachverlag Gesundheit*
Meidinger Werner: **Vitamine, Mineralstoffe, Enzyme für Fitness und Gesundheit**, *Neff*
Öhlschleger, Rainer: **Stichworte zur Horoskopdeutung**, *Edition Astrodata*
Simonsohn Barbara: **Stevia, sündhaft süß und urgesund**, *Windpferd*

Wir wünschen Ihnen allen einen gesunden Geist in einem gesunden Körper. Möge das Dinner-Cancelling-Konzept einen wesentlichen Beitrag dazu leisten!
Wie wir Ihnen ausführlich erklärt haben, ist diese Idee des abendlichen Fastens nicht nur eine körperliche Sache, sondern auch vor allem ein geistiger Prozess, der uns unserem wahren Wesen wieder näher bringt, uns fühliger macht für das, was wir brauchen, wer wir wirklich sind und was in unserem Leben wichtig ist. Also auch ein Hinführen zu unserer Lebensaufgabe.

In diesem Sinne wünschen wir Ihnen allen den vollen Erfolg, die wahre Erfüllung und Zufriedenheit.

Dr. Leopold und Ingrid Leeb

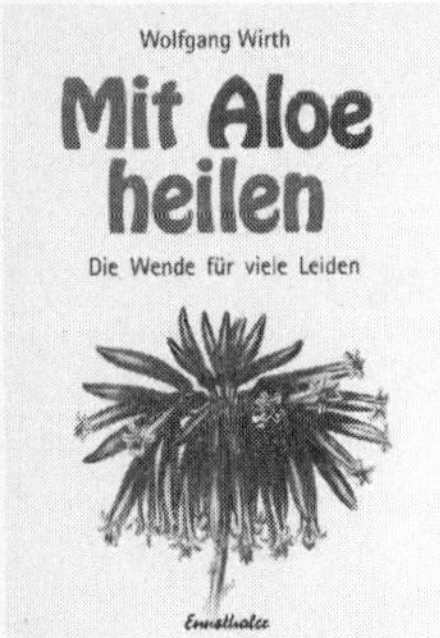

Wolfgang Wirth: **Mit Aloe heilen**
Die Wende für viele Leiden

Selten zuvor ist in so kurzer Zeit so viel Bewegung in der Naturmedizin erreicht worden wie durch die neue Aloe-Therapie. Das Buch, vom fachkundigen Arzneimittelforscher und Pharmazeuten Wolfgang Wirth verfasst, gibt Einblick in die Wirkungsmechanismen biogener Stimulatoren und stellt die Behandlungsmöglichkeiten einzelner Krankheiten mit der Aloe-Therapie dar. Feld- und Fallstudien komplettieren den Band. *21 x 29,7 cm, 128 Seiten, br.*
ISBN 3-85068-199-8

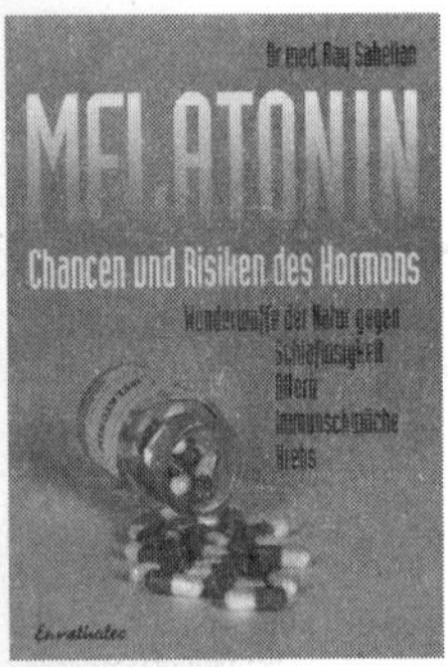

Dr. med. Ray Sahelian: **Melatonin**
Chancen und Risiken des Hormons. Wunderwaffe gegen Schlaflosigkeit, Altern, Immunschwäche, Krebs.

Tiefer und ungestörter Schlaf ist für unsere Gesundheit unabkömmlich und für viele oft ein Wunschtraum. Ist Melatonin die gesunde und natürliche Lösung für dieses Problem? Dr. Sahelian, praktischer Arzt in Kalifornien, USA, gibt Auskunft über das Für und Wider dieses umstrittenen natürlichen Schlafmittels. *14,8 x 21 cm, 168 Seiten, br.*
ISBN 3-85068-495-4

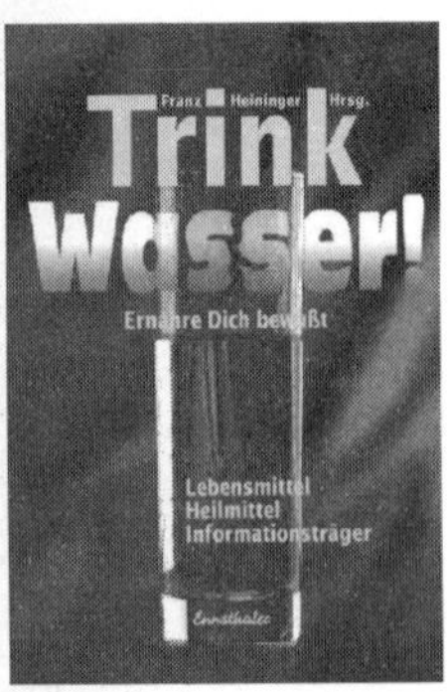

Franz Heininger (Hrsg.): **TrinkWasser!**
Ernähre dich bewusst

Wasser als Lebensmittel, Heilmittel und Informationsträger. Neueste Forschungen über das Lebenselement Wasser werden hier leicht verständlich dargestellt. Ärzte und Ernährungsspezialisten bilden das Autorenteam. Ein eigener Teil über bewusste Ernährung rundet dieses umfassende Buch ab. *16,5 x 24 cm, 176 Seiten, br.*
ISBN 3-85068-552-7

Ennsthaler — Bücher für ein bewusstes Leben